> 改善率
> 85.7%の
> 耳鼻科医が
> 書いた

慢性上咽頭炎をよくするEATの本

大野耳鼻咽喉科院長・医学博士
大野芳裕

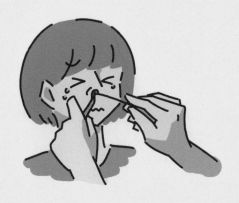

三和書籍

慢性上咽頭炎をよくする EAT の本：カラー図説

改善率 85.7％の耳鼻科医が書いた
慢性上咽頭炎をよくする EAT の本：カラー図説

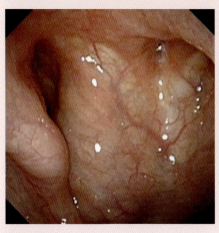

図 1-2a
ほぼ正常の上咽頭の内視鏡所見
上咽頭粘膜の赤みや腫脹がなく、後壁の血管がきれいに見える

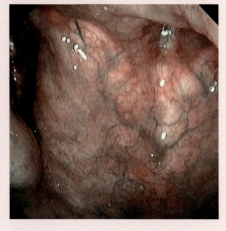

図 1-2b
ほぼ正常の NBI 内視鏡所見
上咽頭は淡い緑色で比較的均質な色調を示す。NBI の解説は P25 参照。

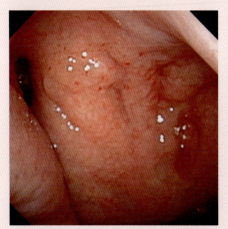

図 1-3a
高度な慢性上咽頭炎の内視鏡所見
上咽頭粘膜に強い腫脹と、赤い点状の発赤が見られる。正中部（画面右側）には痂皮あり

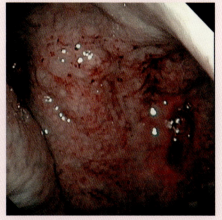

図 1-3b
NBI による高度な慢性上咽頭炎の所見
赤黒い斑点状の黒斑が見られる。痂皮は濃い赤からピンクに見える
（以上、P25 参照）

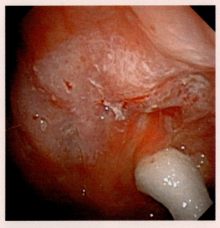

図 2-1
即時的白色化現象
透明な塩化亜鉛溶液が白濁化。炎症が強い症例ほど多く見られる（P40 参照）

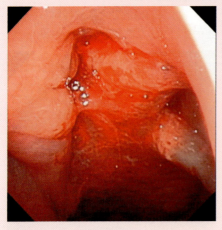

図 3-1
EAT による出血の様子（EAT 中）
病的粘膜の重症度が高い症例ほど多くの出血が見られる

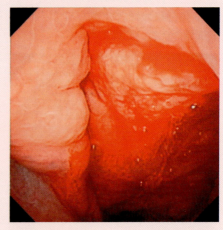

図 3-1
EAT による出血の様子（EAT 直後）
この出血は、吹き出すような出血ではない（以上、P54 参照）

慢性上咽頭炎をよくする EAT の本：カラー図説

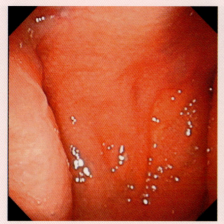

図 4-1
上咽頭粘膜の発赤
炎症が強いほど発赤も強くなる（P60 参照）

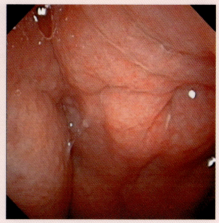

図 4-2
上咽頭粘膜の腫脹（腫れ）
粘膜の腫れが強いと後壁の血管は見えない（P61 参照）

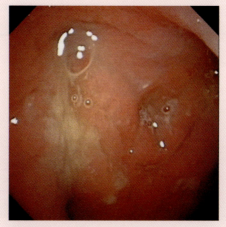

図 4-3
後鼻漏（分泌物）の付着
病的粘膜には過剰な分泌物の付着や、分泌物が流れていることがある（P61 参照）

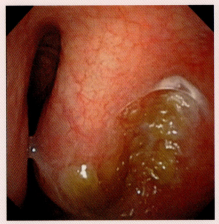

図 4-4a
痂皮の付着
痂皮の付着した上咽頭

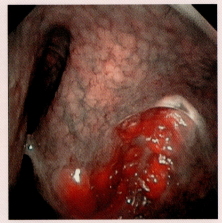

図 4-4b
痂皮の付着（NBI）
痂皮は NBI では濃いピンク色を示す
（以上、P61 参照）

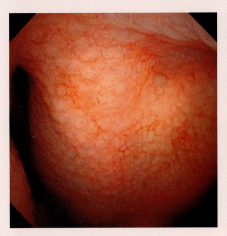

図 4-5a
粘膜の強い発赤や充血
通常光で見た場合

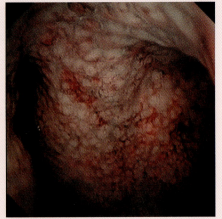

図 4-5b
NBI で観察される黒斑
NBI で赤黒い点状・斑状を示すことがあり、黒斑と呼ばれる（以上、P62 参照）

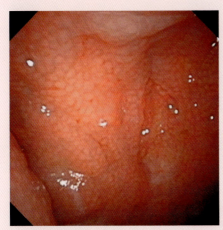 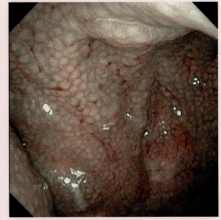

図 4-6a
上咽頭粘膜の顆粒状変化
通常光でも網目のような顆粒状の変化を示すことがある

図 4-6b
NBI で見た顆粒状変化
網目状の変化が強調される（敷石顆粒状変化）（以上、P62 参照）

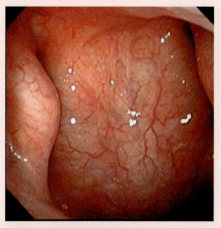

正常な上咽頭の内視鏡写真
通常光で見た場合

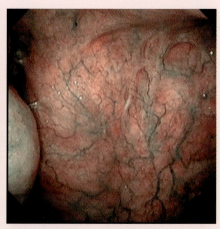

正常な上咽頭の内視鏡写真
NBIで見た場合

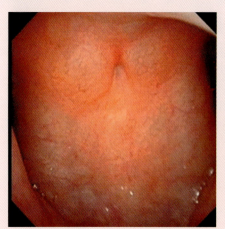

上咽頭炎の軽症例
通常光で見た場合

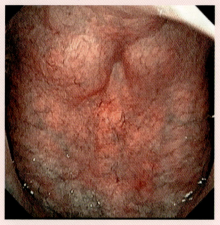

上咽頭炎の軽症例
NBIで見た場合（以上、P65参照）

図 4-7a

慢性上咽頭炎をよくする EAT の本：カラー図説

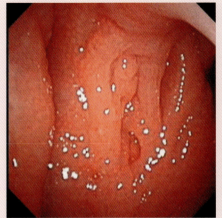

上咽頭炎の中等症例
通常光で見た場合

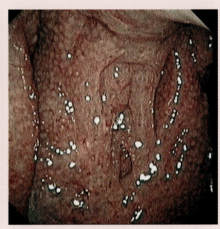

上咽頭炎の中等症例
NBI で見た場合

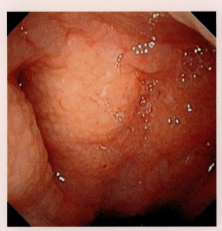

上咽頭炎の重症例
通常光で見た場合

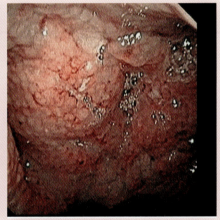

上咽頭炎の重症例
NBI で見た場合（以上、P65 参照）

図 4-7b

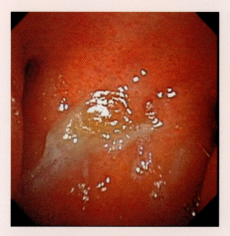

EAT で改善した症例（治療前）
通常光による

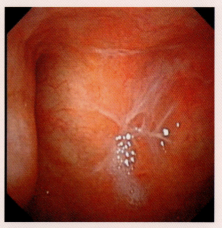

治療後　発赤、腫脹、分泌物の付着が改善して、白色筋状の所見（経時的白色化現象）が見られる

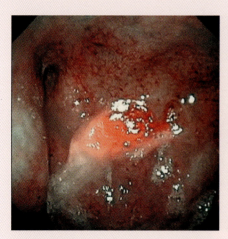

上記の写真を NBI で見た（治療前）

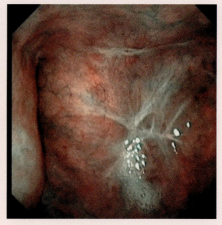

NBI で見た治療後（以上、P65 参照）

図 4-8

改善率85.7%の耳鼻科医が書いた

慢性上咽頭炎をよくするEATの本

大野耳鼻咽喉科院長・医学博士
大野芳裕

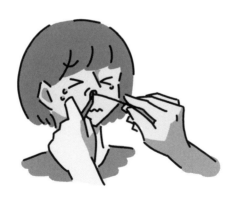

三和書籍

はじめに

　皆様は『慢性上咽頭炎』という病気をご存じでしょうか。慢性上咽頭炎は、耳鼻咽喉科学の教科書にも記載されていないことのある疾患ですが、非常に多くの人が罹患しています。

　上咽頭は鼻の突きあたりにあり、「鼻」と「喉」の境目にあたる部分です。風邪のひきはじめはこの上咽頭の炎症から始まることも多く、皆様も風邪の初期に鼻の奥がイガイガしたり痛くなったりした経験があるのではないでしょうか。このように「急性上咽頭炎」では上咽頭そのものの症状を自覚することができます。しかしこの病的炎症が慢性化すると、後鼻漏（鼻水がのどに落ちる）やそれに伴う痰、咳などのほか、長引くのどの痛み、喉の違和感、鼻づまり、声がれなどの原因となります。そのほかにも慢性的な頭痛、肩こり、めまい、倦怠感、不眠などさまざまな症状を引き起こします。

　慢性上咽頭炎は、耳鼻咽喉科医でも疾患概念として注目されていないことが多く、大変多くの症例が見逃されていると思われます。例えば、この病気でいちばん多い症状とされているのが後鼻漏です。後鼻漏は副鼻腔炎（いわゆる蓄膿症）の代表的な症状であり、耳鼻咽喉科で内視鏡や画像（レントゲンやCTなど）の検査の結果、副鼻腔炎が否定されると、原因がはっきりしないとして片づけられてしまうかもしれません。喉の違和感やつかえる感じを訴える症例も、慢性上咽頭炎が原因となっていることがよく見られます。やはり、内視鏡で喉の奥の喉頭などに異常が見ら

10

はじめに

れないと、「とくに異常はないので精神的な問題ですね」で
終わってしまうかもしれません。

　内視鏡が普及した現在、耳鼻咽喉科医にとって上咽頭は
簡単に観察することができるのに、ここがスルーされてし
まうことがしばしば見られるのです。こういった患者さん
方はいわゆる「不定愁訴（明らかな疾患や異常所見を認め
ないのに、いろいろな症状を訴える状態をさす医学用語）」
として、症例によっては精神安定剤が処方されるかもしれ
ません。しかし上咽頭に着目してみてみると、慢性炎症の
所見があり、本書のタイトルにもなっている「EAT（上咽
頭擦過療法）」を行うことにより、不定愁訴として扱われて
いた症状の改善する可能性があると考えています。

　本書では、慢性上咽頭炎の疾患概念や原因、治療法とそ
の治療成績、セルフケアなどについて解説していきます。
これまで一般向けにはあまり公表されていなかった、慢性
上咽頭炎の内視鏡所見についても詳しく示してみました。
一般の読者だけではなく、我々の同僚である耳鼻咽喉科医
を含む、専門職の方々にもご覧になっていただければと考
えております。

　なお本書の挿絵ですが、私は絵心が全くないので、現在
美術大学大学院生である娘の大野奈津子にお願いしました。

2024 年 9 月　大野芳裕

目　次

改善率 85.7%の耳鼻科医が書いた
慢性上咽頭炎をよくする EAT の本

カラー図説　　1

はじめに　　10

第1章　慢性上咽頭炎とは

1．上咽頭について　　18

2．慢性上咽頭炎とは　　21

　1）慢性上咽頭炎とは　　21

　2）慢性上咽頭炎の有病率について　　23

　3）慢性上咽頭炎の原因について　　24

　4）慢性上咽頭炎の診断について　　25

3．どのような症状を示すか　　26

　1）上咽頭粘膜炎症による直接症状　　26

　2）自律神経を介する症状　　27

　3）病巣疾患　　28

4．歴史的背景　　28

第2章　EAT について

1．堀口先生による上咽頭擦過療法の開発　　36

2．EAT（上咽頭擦過療法）という名称について　　37

3．EAT の作用機序について　　39

　1）塩化亜鉛による上咽頭の消炎作用　　40

　2）上咽頭への刺激による自律神経への作用　　41

　3）瀉血による脳循環改善作用　　41

4．EAT の手技について　　42

　　5．EAT の応用　46

　　　1）軟口蓋裏面（背面）への EAT　　47

　　　2）下鼻道後方天蓋への EAT　　48

　　　3）INSPGS

　　　　（鼻内翼口蓋神経節刺激法：インスピグス）　　48

　　　4）嚢胞の開放、索状物の切離　　50

第3章　慢性上咽頭炎の診断について

　　1．堀口先生が示した慢性上咽頭炎の診断　　54

　　2．EAT に伴う出血について　　54

　　3．EAT に伴う疼痛（痛み）について　　55

　　4．内視鏡による診断　　56

第4章　慢性上咽頭炎の内視鏡診断

　　1．通常光で観察される主な内視鏡所見　　60

　　　1）上咽頭粘膜の発赤　　60

　　　2）上咽頭粘膜の腫脹（腫れ）　　60

　　　3）後鼻漏（分泌物）の付着　　61

　　　4）痂皮の付着　　61

　　2．NBI で観察される内視鏡所見　　62

　　　1）黒斑　　62

　　　2）顆粒状変化　　62

　　3．慢性上咽頭炎の内視鏡所見重症度分類と

　　　　治療効果の判定について　　63

　　　1）上咽頭擦過療法検討委員会による

　　　　上咽頭所見評価の試みについて　　63

2）私論文における慢性上咽頭炎内視鏡所見
　　重症度分類　　64
3）EAT による内視鏡所見の変化について　　65
4）慢性上咽頭炎内視鏡所見重症度評価のまとめ　　66

第5章　EAT の治療成績と症状別の治療症例

1．EAT の治療成績　　68
　　1）慢性上咽頭炎患者の主な症状（主訴）と改善率　　68
　　2）内視鏡所見の改善率を含めての治療成績　　69
2．EAT の適応となる症状別の解説と治療症例　　72
　　1）他院では指摘されなかった典型的な慢性上咽頭炎症例　72
　　2）慢性上咽頭炎の自覚症状が全くなかった舌痛症症例　75
3．各症状の解説と当院での治療症例　　76
　　1）後鼻漏、痰　　76
　　2）咽頭違和感　　78
　　3）咽頭痛　　81
　　4）咳（咳嗽）　　82
　　5）嗄声（声がれ）　　84
　　6）頭痛　　86
　　7）耳閉感　　90
　　8）めまい　　94
　　9）肩こり・首こり　　95
　　10）倦怠感・疲労感　　97
　　11）皮疹　　98
　　12）発熱（微熱）　　99
　　13）蛋白尿、血尿陰性化　　102
　　14）過敏性腸症候群に伴う腹痛　　104

15）不眠、イライラ、うつ　105

　　4. 新型コロナウイルス感染症に伴う後遺症症状　109

　　　1）新型コロナウイルス感染症後遺症症例　110

　　　2）新型コロナワクチン接種後症例　113

第6章　セルフケア

　　1. 上咽頭洗浄、鼻うがい　117

　　　1）上咽頭洗浄　117

　　　2）鼻うがい　118

　　2. マウステーピング　119

　　3. 梅エキスの点鼻　120

　　4. 口の体操（あいうべ体操）　121

第7章　実際のEAT治療症例について

　　1. 他院のEATで改善が悪かったがよくなった症例　124

　　2. 患者様の声　128

　　　1）「副鼻腔炎による頭痛に悩まされていたのが
　　　　よくなった」　128

　　　2）「気分の落ち込みがなくなり、気力が戻った」　129

　　　3）「自律神経失調症のさまざまな症状が改善した」　131

　　　4）「後鼻漏に悩み続けて、どの病院でも治らないと
　　　　宣告されたが、完治を目指したい」　132

　　　5）「後鼻漏の他に関節痛や首の湿疹もよくなった」　134

　　　6）「2年前には寝たきりだったリウマチの痛みから
　　　　解放された」135

　　　7）「新型コロナ感染症後遺症による休職から職場復帰
　　　　に至った」　137

第8章　EAT を受けられるにあたって

EAT を受けられるにあたって　142

1. EAT の治療回数や頻度について　145
2. EAT を受けた当初は一時的に症状が増悪すること
   がある　146
3. 症状によって EAT の効果が出るまでの期間に
   差がある　147
4. EAT を行った後の治療方針について　148
5. EAT の有効性は 100%ではない点について　149
6. EAT の費用について　152

参考文献リスト　155

おわりに　156

第1章　慢性上咽頭炎とは

1. 上咽頭について

　上咽頭(じょういんとう)はどこにあるのでしょうか。その前に、鼻の構造について触れてみます。外から鼻を見てみると、鼻の穴は斜め上に向かってあいているように見えます。けれども鼻の中は上下方向に広くなっていて、とくに鼻の穴の底の部分は地面と水平でほぼ平らになっています。

　先ごろ流行した新型コロナウイルス感染症の診断で、PCRや抗原検査を行う際に綿棒を鼻の奥のほうに入れますよね。この場合、本来であれば検体を上咽頭から取るのが望ましくなります。そのためには綿棒を斜め上ではなく、ほぼ水平に入れることで上咽頭に達します（絵2）。

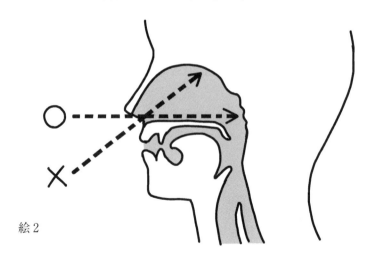

絵2

　上咽頭は、まさに鼻の入口からまっすぐ後ろの、突きあたりの部位にあります。口から見ると、口蓋垂(こうがいすい)（喉ちん

第1章　慢性上咽頭炎とは

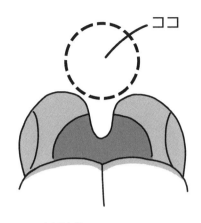

絵3

こ）の上の軟らかい軟口蓋と呼ばれる部位の裏側にあたります（絵3）。したがって、外から鼻の穴や口の中を見ても、見ることができない部位になります。

上咽頭の構造をもう少し細かく見ると、1）突きあたりの後壁、2）天井部分の上壁（天蓋）、3）軟口蓋の裏面にあたる上咽頭腔から見れば前にあたる前壁があります（絵4）。

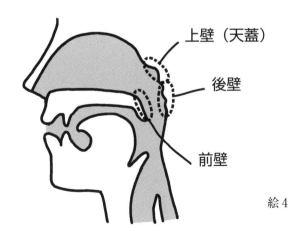

絵4

19

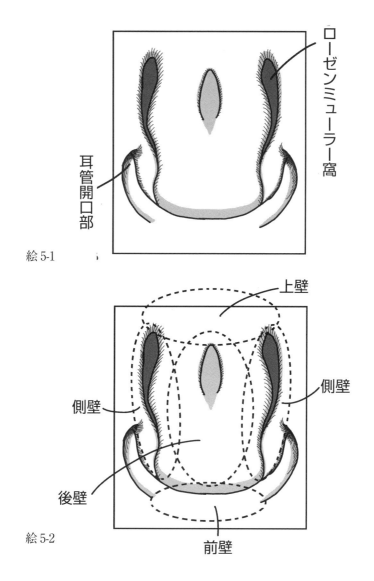

絵 5-1

絵 5-2

そして 4) 横側にあたるローゼンミューラー窩という窪んだ部分や、耳（中耳）とつながる耳管開口部がある近くの側壁

第1章　慢性上咽頭炎とは

からなります（絵5-1.2）。

　口から見える突きあたりの喉である中咽頭、声を出す声帯がある喉頭や食道などの表面（上皮といいます）は扁平上皮という細胞で覆われています。一方で上咽頭は喉の中では最初に外気に触れる部位であり、そこは粉塵や細菌、ウイルスなどの刺激を受けて免疫応答をする目的で、線毛上皮という細胞で覆われています。幼小児期ではここにリンパ組織（アデノイド）が発達する傾向にあります。このリンパ組織の発達には個人差があり、大人ではほとんど見られないか軽度のことが多いのですが、人によっては高度なリンパ組織の腫れとして残っていることもあります。

　現在では軟らかい軟性の内視鏡（ファイバースコープ）が普及しているので、一般の耳鼻咽喉科であれば上咽頭を容易に観察することができます。もちろん消化器内科・外科で胃カメラを鼻から入れる場合でも、上咽頭は観察できるのですが、さすがに上咽頭の所見について気にとめる内科・外科の先生はほとんどいらっしゃらないと思います。

2. 慢性上咽頭炎とは

1）慢性上咽頭炎とは

　慢性上咽頭炎とは、この上咽頭粘膜に病的炎症が存在し、慢性化している状態をいいます。

　いきなりですが、ある慢性上咽頭炎の患者さんの経過をお

21

示ししたいと思います。症状などからして、慢性上咽頭炎という病気の存在を考えるでしょうか。けれども、後述しますが慢性上咽頭炎はごくありふれた疾患であり、程度の差こそあれ大変多くの方が持っていると考えています。本書を読み進めていただいて、またここに戻っていただけると、典型的な症例であることがおわかりになるかと思います。

それでは、患者さんの経過を紹介いたします。

症例：37歳男性

経過：1年前に新型コロナウイルス感染症にかかったあと、風邪をひきやすくなり、その後咳が長引く、また肩こり、首こり、頭痛、倦怠感を慢性的に感じるとして来院されました。

内視鏡検査をしたところ、上咽頭の粘膜に発赤（赤み）と腫脹（腫れ）、また後述する狭帯域光（NBI）での顆粒状変化（粘膜に網目状の変化が存在）が見られました。慢性上咽頭炎として、第2章で詳述するEAT（上咽頭擦過療法）を20回行ったところ、倦怠感はなくなり、肩こり、首こりなども軽くなりました。喉の症状としては、咽頭痛、喉の違和感、咳、痰がなくなりました。内視鏡所見は後で解説しますが、治療後には発赤と顆粒状変化の改善が見られました（図1-1）。新型コロナウイルス感染症では、PCRや抗原検査などで鼻の奥（上咽頭）から検体を採取しますが、この上咽頭でウイルスが増殖して上咽頭の炎症を増悪させます。経過から見ると、新型コロナウイルス感染が上咽頭炎の炎症を悪くしたと思わ

第1章　慢性上咽頭炎とは

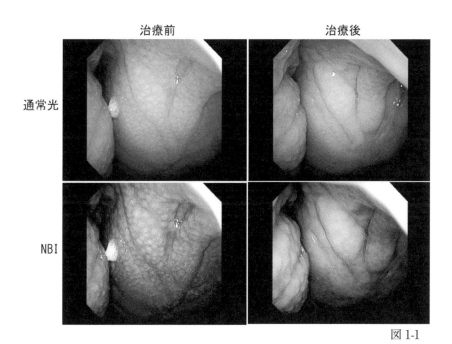

図1-1

れます。これから慢性上咽頭炎について説明してまいります。

2）慢性上咽頭炎の有病率について

　慢性上咽頭炎の症状についてですが、これから解説するように患者さんのさまざまな訴えの原因となります。しかし、**慢性上咽頭炎を念頭に置いて診察しないと見逃される可能性**があります。私は患者さんの訴える症状から慢性上咽頭炎の存在を疑った場合は、積極的に内視鏡検査を行って観察します。また、他疾患で内視鏡検査を行う際も、ほぼ全例で上咽頭の所見を観察・記録します。すると上咽頭に炎症所見が見られる頻度は非常に高く、むしろ全く炎症のない"きれい"

な粘膜をしているほうが少ないといえます。印象としては**全体の７〜８割以上**は、程度の差こそあれ慢性上咽頭炎の所見を認めます。つまり**慢性上咽頭炎はごくありふれた疾患**といえます。

3）慢性上咽頭炎の原因について

　上咽頭は鼻の突きあたりにあり、「鼻」と「喉」の境目にあたる部分です。喉の入口にあたる上咽頭は、鼻から息を吸うと外気に混じって粉塵や花粉、細菌やウイルスなどに常にさらされる部位になります。上咽頭にはリンパ組織が存在し、喉のバリアとして免疫の応答を担う場所です。したがって、上咽頭では**生理的炎症**が生じているとされています（文献1）。この炎症が何らかの原因、たとえば細菌やウイルス感染などによって悪化したものが、そのまま残ってしまうと考えられています。

　近年流行している新型コロナウイルス感染症では、PCRや抗原検査などの検体採取部位は上咽頭が望ましいことからもわかるように、新型コロナウイルスは上咽頭で増殖して強い炎症を起こします。新型コロナウイルス感染後に、上咽頭の炎症が明らかに増悪している症例を多く経験しています。他の要因としては、乾燥によって病的炎症を引き起こしやすくなります。この乾燥の原因としては、**口呼吸**があげられます。正常であれば、安静時の呼吸は、鼻から息を吸って鼻から吐く**鼻呼吸**です。鼻から吸われた外気は、鼻粘膜で加湿された

第 1 章　慢性上咽頭炎とは

状態で上咽頭に運ばれます。しかし口呼吸になると、十分に加湿されずに滞った外気により、上咽頭粘膜は乾燥してしまいます。粘膜が乾燥して潤いがなくなると、粉塵、細菌、ウイルスなどが付着しやすくなり、炎症を強くする要因になると考えられます。

4) 慢性上咽頭炎の診断について

　上咽頭粘膜の炎症の有無やその程度は、**内視鏡検査による所見で、ある程度評価可能**と考えています。ほぼ正常と評価される内視鏡所見を本書巻頭のカラー図説 1-2a に示します。ご覧のとおり、上咽頭粘膜の発赤や腫脹がなくて、後壁の血管の様子がきれいに見えます。内視鏡所見の評価には通常の光（通常光）のほか、**狭帯域光（NBI：Narrow Band Image）**という内視鏡の光源に含まれる帯域を制限した特殊な光で観察すると、さらに炎症の所見や程度を評価しやすくなるとされています。この NBI で正常例を見ると、上咽頭粘膜は淡い緑色で比較的均質な色調を示します（カラー図説 1-2b）。

　それではわかりやすいように、高度な慢性上咽頭炎の内視鏡所見をカラー図説 1-3 に示してみます。通常光（カラー図説 1-3a）では上咽頭粘膜には強い腫脹が見られ、赤い点状の発赤が見られます。写真の右側にあたる、上咽頭の正中部（画面右側）には痂皮の付着が見られます。これを NBI で見てみると（カラー図説 1-3b）通常光での赤い点状の部分のほ

25

かにも赤黒い斑点状の所見（黒斑）が見られます。黒斑は血液が滞留した「うっ血」を示しているとされており、後でお示しするEATを行うことにより、高度な出血をきたすことが多く見られます。NBIでは、正中部に見られる痂皮部分が濃い赤からピンク色としてみえます。この症例では比較的少量ですが、正中部には痂皮に伴う分泌物の付着が見られており、後鼻漏の症状を自覚するものと思われます。

　EATによる出血について触れましたが、慢性上咽頭炎症例ではこの処置による**出血がほぼ必発**です。逆を言うと、この処置を行っても出血を認めない場合は、慢性上咽頭炎ではないという意見もあります。上咽頭炎に特徴的な内視鏡所見については、第4章で詳しくお示ししたいと思いますので、ご参照ください。

3. どのような症状を示すか

　上咽頭に慢性炎症が存在すると、以下のような機序によりさまざまな症状を引き起こします。

1）上咽頭粘膜炎症による直接症状

　上咽頭に炎症が存在すると、先ほど示した症例のように上咽頭から分泌物が発生し、それが喉のほうに流れ落ちる**後鼻漏**をきたします。後鼻漏は慢性上咽頭炎の**主訴**（自覚症状のうち、いちばん強く主となっている症状のこと）の中では**最**

第 1 章　慢性上咽頭炎とは

も多い症状になります。この後鼻漏に伴う痰や咳のほか、炎症に伴う咽頭痛や喉の違和感が起こります。上咽頭の炎症による症状は、近くの部位に放散するため、頭や頸、耳などの症状を自覚することも多くあります。その症状としては、**頭痛（片頭痛を含む）、肩や首のこり、耳痛、耳鳴り、耳閉感**などがあげられます。

2）自律神経を介する症状

上咽頭粘膜下には**自律神経線維が豊富に分布**しています。自律神経は交感神経と副交感神経からなりますが、この自律神経に乱れが生じると**自律神経失調症**として、さまざまな体調の不調をきたします。自律神経の症状に関しては「EAT の作用機序」の項で後述しますが、上咽頭に慢性炎症が存在すると自律神経が刺激されてそのバランスが悪くなることから、**倦怠感・疲労感、睡眠障害、動悸、めまい（ふらつき）、食欲不振、肩こり、腹痛、下痢、便秘**などの症状を引き起こします（絵 6.7.8）。新型コロナウイルス感染症の後遺

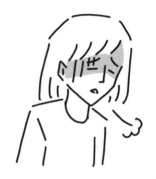

絵 6

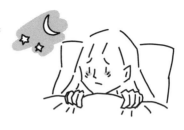

絵 7

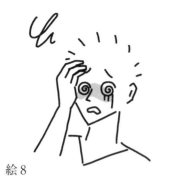
症として、強い倦怠感や疲労感を生じることがありますが、新型コロナウイルスは上咽頭で増殖して炎症を悪化させることから、これらの症状を引き起こしていると思われます。

絵8

3）病巣疾患

病巣疾患（びょうそうしつかん）とは、炎症を生じている部位とは離れた部位に病変や疾患を引き起こすことをいいます。上咽頭の炎症から生じた病的なサイトカイン（白血球やリンパ球などから分泌される炎症物質）が血流にのって運ばれた先で病変を生じます。これには**掌蹠膿疱症**（しょうせきのうほうしょう）（手のひらや足の裏に皮疹を生じる疾患）や**アトピー性皮膚炎**を含む皮膚疾患、**IgA 腎症**やネフローゼ症候群などの腎疾患、**関節リウマチ**等の膠原病（こうげんびょう）などが含まれます。また、症状としてさまざまな部位の**関節痛**や**発熱**（微熱を含む）の原因にもなることがあります。

4. 歴史的背景

　現在でもあまり広く知られていない疾患である慢性上咽頭炎ですが、歴史的には比較的古くから提唱されていました。1960年代に当時の大阪医科大学教授の山崎春三先生と東京医科歯科大学（現東京科学大学）教授の**堀口申作**（ほりぐちしんさく）先生が、その

第 1 章　慢性上咽頭炎とは

概念を日本耳鼻咽喉科学会の宿題報告で発表されています。

　とくに、堀口先生は膨大な研究や報告をされてきました。当時、慢性上咽頭炎は鼻咽腔炎という名称で報告されていました。後述する、慢性上咽頭炎に対する処置である上咽頭擦過療法のことを、堀口先生は鼻咽腔の「び」（B）をとってBスポット療法と名付けました（文献2）。当時は内視鏡が普及していなかったため、堀口先生は慢性上咽頭炎の診断を、Bスポット療法を行った際に咽頭捲綿子（咽頭に薬物をぬるために使用する、金属製で先端に綿花が巻き付いている器具）に付着する血液（出血）の程度と、処置による痛みによって行いました（文献3）。そして、「Bスポット療法は万病に有効である」と述べたことが当時の耳鼻咽喉科医の反発を招き、また上咽頭を直視できなかったことや、そのエビデンスに乏しいとされ、この疾患への関心は失われていきました。その後は、堀口先生の教えを受けた門下の先生や一部の耳鼻咽喉科医によって、細々とBスポット療法が行われていたのです。

　私事になりますが、私は1988年に慶應義塾大学医学部耳鼻咽喉科学教室に入局後、翌年からの初期研修であった国立栃木病院（現栃木医療センター）において、当時の耳鼻咽喉科部長先生などが咽頭捲綿子による上咽頭擦過療法をしていたのを見たことがありました。しかし、これを受けた患者さんが苦しそうにしていたこともあり、この治療法に私はあまり関心を寄せていませんでした。

　その後慶應義塾大学に戻ったときに、当時講師であった國

29

弘幸伸先生がいらっしゃいました。國弘先生には新入医局員の時にもお世話になりましたし、國弘先生も国立栃木病院に行かれていたことなどもあり、症例の相談をすることがありました。國弘先生はめまいを専門とされているのですが、相談すると症例の内視鏡所見を見せながら「これは上咽頭炎だよ」と言って、口腔からの上咽頭擦過療法をされました。そんなことが何度かあってから、私も見よう見まねで上咽頭擦過療法をするようになったのです。

　その後、私は大学から国保連福生病院（現公立福生病院、東京都福生市）に赴任しました。大学では頭頸部腫瘍の臨床や研究をしていましたが、一般病院での外来診療を行うようになったため、慢性上咽頭炎に着目してみました。すると、実に多くの患者さんが慢性上咽頭炎を持っていて、上咽頭擦過療法が有効な症例を多く経験することになりました。

　そこで、治療前後の自覚症状の改善については患者さんへのアンケートを、内視鏡所見の改善については粘膜の発赤や腫脹の程度から重症度分類を行ってまとめてみました。1998年5月の日本耳鼻咽喉科学会総会において、國弘先生を共同演者として「耳鼻咽喉科診療における上咽頭炎の重要性について」という演題名の発表を行いました。1999年2月発行の耳鼻咽喉科展望誌に、「上咽頭炎による局所療法の治療効果—自覚症状および硬性内視鏡による局所所見の評価—」という題名の論文を発表しました（文献4）。当時、慢性上咽頭炎の発表はほとんどなく、反響は決して大きくありませんでした

第1章　慢性上咽頭炎とは

が、前述した堀口先生の門下生だった先生からは、「ぜひ研究を進めてほしい」と口頭での評価をいただきました。私はその後、防衛医科大学校や杏林大学に赴任して頭頸部腫瘍を主とした臨床、研究のため勤務したため、慢性上咽頭炎の臨床からは一旦距離を置いていました。

2007年8月に、現在の大野耳鼻咽喉科を開院してから、慢性上咽頭炎の患者さんに対する治療を本格的に再開していました。そんな中、2015年4月のある夜に國弘先生から自宅に突然電話がかかってきて、話を伺ってみると慢性上咽頭炎に関する話でした。キーパーソンとなる、堀田 修 先生が日本病 巣疾患研究会を立ち上げて、上咽頭擦過療法を広げようとする活動をされているという話でした。翌週には、この研究会の手伝いをされている業者の方と面談して、その年の9月に開催された第3回日本病巣疾患研究会で演題を発表することになりました。以後は毎年この研究会に参加して、演題の発表も続けています。このことは、私が慢性上咽頭炎の研究を再開することとなった大きなきっかけになりました。

話は前後しますが、世の中から忘れ去られようとしていた慢性上咽頭炎を、再び大きく広める活動をされたのが腎臓内科医である堀田修先生です。堀田先生はIgA腎症という腎臓病について取り組んでおられました。IgA腎症は前述した「病巣疾患」の代表的な腎臓病です。病初期はあまり自覚症状がなく、検診などで血尿（潜血といって、尿中の血液成分を調べる検査）が判明することもあり、"chance hematuria"

31

（機会血尿）として医学生の頃習った記憶があります。IgA腎症は腎臓の糸球体と呼ばれる、尿をろ過して作り出す部位に、免疫グロブリンの一種であるIgAを含む免疫複合体がたまって腎障害を起こします。進行すると腎不全となり、透析が必要となることもあります。この免疫複合体を生じる原因としてよく知られているのが、扁桃（口蓋扁桃）の慢性炎症です。免疫が関連する疾患であるため、免疫を抑えるステロイド（副腎皮質ホルモン）の投与が有効ですが、病巣となっている扁桃の摘出術と大量のステロイド投与（パルス療法）を組み合わせた「扁摘パルス療法」を提唱したのが堀田先生です。現在でも、扁摘パルス療法はIgA腎症の標準的な治療となっています。

　ところが、堀田先生は扁摘パルス療法を行っても20％程度の患者さんでは血尿が消失しないことを認識されていました。その原因を探っていたところ、慢性上咽頭炎の存在に気づかれました。とくに小児期は、上咽頭に「アデノイド」と呼ばれるリンパ組織が発達しており、扁桃と同様に免疫器官として働いています。幼小児期ではこの扁桃やアデノイドが肥大していびきや無呼吸などの原因となることがあり、扁桃摘出術と同時にアデノイド切除術を行うことがあります。つまり、扁桃を摘出しても、すぐ近くのリンパ組織である上咽頭の慢性炎症がくすぶっているため、血尿が残ってしまうのではないかと気づかれたわけです。そこで塩化亜鉛溶液による上咽頭擦過療法を行ってみたところ、血尿の消失する症例を経験

第 1 章　慢性上咽頭炎とは

することになりました。さらに症例を重ねていくと、むくみ
やタンパク尿を生じるネフローゼ症候群の再発がなくなった
り、肩こりや片頭痛など腎臓病以外のさまざまな症状が改善
したりといった症例を経験されました。慢性上咽頭炎に対し
ては、上咽頭擦過療法以外にも鼻から生理食塩水で洗い流す
鼻うがいや上咽頭洗浄が有効とされています。

　2011 年に、堀田先生は「病気が治る鼻うがい健康法」とい
う本を出版されました（文献 5）。この本の中では、上咽頭擦
過療法がさまざまな疾患や症状に有効であることを述べられ
ています。当時は、前述したとおり慢性上咽頭炎に対する論
文が極めて少なったため、私の 1999 年の論文が参考文献とし
て引用されていました。堀田先生は、上咽頭擦過療法を広め
ようとして、2013 年に日本病巣疾患研究会を発足させました。
学術的な活動で貢献されていると同時に、数々の書籍の出版
やメディアでの活動などを通して慢性上咽頭炎は脚光を浴び
ることとなり、現在に至っています。

　このような時間的経緯を見直してみると、私は 2007 年に開
業しており、堀田先生著「鼻うがい健康法」の発行が 2011 年
になります。それまで上咽頭擦過療法は「細々と」行われて
いたことを示しましたが、堀口先生の「B スポット療法」が
完全に消え去っていたわけではなかったので、その治療を求
める患者さんはいらっしゃいました。ところが、当時上咽頭
擦過療法を行っている施設はごくわずかでした。そのため、
かなり遠方から患者さんが治療を受けにやってくることがよ

33

くありました。当院は東京都内にありますが、東京の中でも北西の郊外である福生市にあります。東京都内には多くの耳鼻咽喉科があるのですが、そちらのほうから来院されることはしばしばありましたし、他県などからの受診患者さんもいらっしゃっていました。遠方になりますと、毎週通院された方としては、静岡県伊東市からの高齢女性や、新潟県柏崎市からの中年男性がおられました。福島県会津若松市からの若い男性患者さんは、1週間程度、近くのホテルに滞在されて毎日受診されていました。その他、岐阜県から電話で問い合わせのあった時には、さすがに近隣の耳鼻咽喉科を探すようお話ししました。その後堀田先生などが、上咽頭擦過療法を行っている施設をまとめて公表する活動もされたため、遠方からの患者さんはだいぶ減っていますが、現時点でも次章に載せる INSPGS（インスピグス）を希望されて山梨県甲府市から毎週通院されている患者さんもおられます。

　本書で訴えたいことの目的は、**慢性上咽頭炎という病気の存在を多くの方に知っていただくとともに、その治療として有効性の高い EAT がどこの耳鼻咽喉科などでも当たり前に受けられるようになること**です。耳鼻咽喉科の一般的処置をされている医師にとって、EAT は多少のノウハウはあるものの、だれでも施行可能な処置です。歴史的な背景の続きとして、将来は「EAT は一般的な耳鼻咽喉科であればどこでも治療を受けることができます」となるように願っております。

第 2 章　EAT について

1. 堀口先生による上咽頭擦過療法の開発

　上咽頭擦過療法（Ｂスポット療法）はどのような経緯で始まったのでしょうか。その詳細については私の手元にある『堀口申作のＢスポット療法』の復刻版（文献2）に記されていました。堀口先生は、子どものころから風邪をひきやすい、弱い体質でした。医学部を卒業後、大学病院の医局に努めるようになってからも年中行事のように風邪をひいており、寝込むようなことはなくなったものの喉の奥の違和感にはいつも悩まされていたそうです。そんな折、先輩の医師から喉の上（要は上咽頭）に向けて当時クロールチンクと呼ばれていた1％の塩化亜鉛溶液を、本来は喉頭（喉の奥）に向けて注入する器具（喉頭注入器）で「これは効果があるぞ」として注入されたのです。次の瞬間、痛みのあまりに椅子から飛び上がったのですが、「ここだ、ここだ‼」と一人胸の中で叫ん

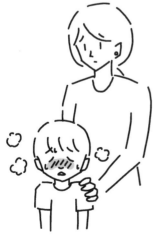

絵9-1

でいました。これは効果がありそうだということで、患者さんにも試す機会をうかがっていた折、家に来ていたまだ３歳であった甥っ子さんが風邪からの高熱で苦しそうにしているのを見て、これを試

第 2 章　EAT について

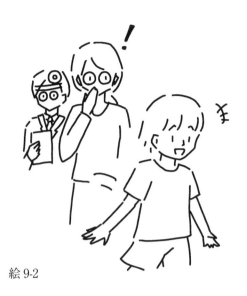

絵 9-2

すしかないと思いました。しかし自宅であったため手元に喉頭注入器がなくて途方にくれたのですが、咽頭捲綿子（咽頭に薬物をぬるために使用する、金属製で先端に綿花が巻き付いている器具）があったので、これをクロールチンクに浸し喉から上向きに入れて塗布したのです。すると、10 分もしないうちに甥っ子さんが立ち上がったと思ったら、ちょこちょこ歩き始めて元気そうになり、熱も 40 度から 37 度台に下がっていました（絵 9-1.2）。家族ともどもぼう然としたということですが、これが現在の上咽頭擦過療法のきっかけとなったようです。その後、咽頭捲綿子を用いた上咽頭擦過療法を多くの症例に試したところ、さまざまな疾患や症状に効果を示しました。その後、堀口先生は膨大な研究を重ねて学会や論文などの発表を行われました。

2. EAT（上咽頭擦過療法）という名称について

堀田先生が日本病巣疾患研究会を発足させ、現在も同会の

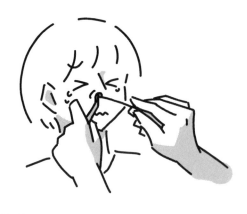
絵10

理事長をされていますが、同会の副理事長を務めており大阪市内で開業されている田中亜矢樹先生は、耳鼻咽喉科の立場から慢性上咽頭炎の内視鏡所見や上咽頭擦過療法の手技について多くの知見を発表されています。その論文の中で、これまで堀口先生によりBスポット療法と呼ばれていた**上咽頭擦過療法**を「**EAT（イート）: Epipharyngeal Abrasive Therapy**」という名称に改める提案をされました（文献6）。すでに本書では、ここまでにEATという名称を記していますが、これを提唱されたのが田中先生です。以後本書では、「上咽頭擦過療法」のことを「EAT」と記してまいります。

　Abration（擦過）とは"こすりつける"ことをいいます。堀口先生もEATを施行する際には、ある程度の強い力で処置することが必要と述べておられます。田中先生は内視鏡下でのEATについても示され、E-EAT（Endoscopic-EAT）という呼称も提唱されています。前述した私の論文の時代はまだEATの名称がなかったため、当時は「上咽頭処置」として発表していました。（絵10）

3. EAT の作用機序について

　1960 年代という、今から見ればかなり前の時代に、堀口先生は EAT の作用機序について検討をされています。ひとつは、上咽頭を塩化亜鉛のついた咽頭捲綿子で擦過することによる直接の消炎作用です。風邪は上咽頭へ細菌やウイルスが侵入して増殖することから始まります。上咽頭の慢性炎症を鎮めることによって、風邪をひいたり体調を崩したりすることが少なくなります。頭痛に関しては後の章で触れますが、上咽頭の炎症からの放散痛（痛みが炎症から離れた場所へ響くこと）があげられます。

　もうひとつの機序としては自律神経への作用です。自律神経は交感神経と副交感神経からなり、循環、呼吸、消化、発汗・体温調節、内分泌機能、生殖機能、および代謝のような不随意な機能を制御します。これが乱れるといわゆる自律神経失調症として、動悸、発汗、めまい、ほてり、頭痛、腹痛、下痢、倦怠感、筋肉痛などさまざまな症状や体調の不調の原因となります。上咽頭には自律神経線維が広く分布しており、慢性上咽頭炎により自律神経が過剰な刺激を受けることが、不調の原因になると考えられます。堀口先生は EAT を行ったときの指尖脈波（指先の拍動）を調べることによって、その機序について研究されています（文献 3）。EAT を行うと、その痛みの刺激などにより交感神経が刺激され、指など末梢（体の端の方）の血管は収縮します。この血管の収縮は、少

し時間が経つと間もなく回復するのですが、慢性上咽頭炎が
あって交感神経が過剰に刺激された状態にあると、それが回
復するまで正常例に比べて時間が多くかかります。この回復
までの時間は、EAT を継続して上咽頭の炎症が改善すると正
常化していくことを示されました。

　さて、現在では EAT の作用機序についてどのように説明
されているでしょうか。医療レベルが進んだ現在においても、
その作用機序を明白に示すことはなかなか難しいのが現状で
す。堀田先生は、3 つの作用機序を示して論文で報告された
り、日本病巣疾患研究会のホームページなどで公開したりし
ています。堀口先生の考察と重なることもありますが、さら
に整理してわかりやすく示されています。それでは EAT の
作用機序について簡単に触れてまいります。

1）塩化亜鉛による上咽頭の消炎作用

　先に示したとおり、塩化亜鉛溶液には収斂作用と呼ばれる
消炎作用があります。収斂とはタンパク質を変性させ、組織
や血管を収縮させるものです。実際に上咽頭粘膜を塩化亜鉛
溶液に浸した綿棒で擦過していくと、田中先生が報告した
「即時的白色化現象」（文献 6）と呼ばれる、透明な塩化亜鉛
溶液が白濁化する様子が観察されます（カラー図説 2-1）。こ
の即時的白色化現象は、炎症の強い症例ほど多く見られる傾
向にありますが、炎症性のタンパク質に対する収斂作用をみ
ているものと考えられます。後ほど示しますが、EAT を継続

40

していくことにより、上咽頭粘膜の発赤や腫脹などが軽減して、炎症所見が改善していく様子が観察されます。

2）上咽頭への刺激による自律神経への作用

　上咽頭には自律神経のうち副交感神経に属する迷走神経線維が豊富に分布しています。上咽頭を強く擦過することによる疼痛（痛み）の刺激により、副交感神経だけでなく交感神経も同時に刺激を受けます。慢性上咽頭炎の場合、病的な刺激により副交感神経の乱れが生じるとされていますが、自律神経刺激の作用と消炎の効果も加わり、乱れた自律神経機能を改善させることが期待されます。

3）瀉血による脳循環改善作用

　慢性上咽頭炎患者さんにEATを行うと、**ほぼ全例で上咽頭粘膜からの出血が見られます**。病的な上咽頭粘膜には発赤やうっ血（血液が滞ってたまっていること）があり、ここを擦過することによって出血を認めます。EATを継続することにより、出血の量は減少するか消失していきます。瀉血とは「血液を抜くこと」の意味です。うっ血して、老廃物などがたまった上咽頭粘膜の炎症を改善させることが期待できます。近年の報告で、脳脊髄液からのリンパ流は上咽頭を経由して頸部（首）へ循環するとされています。**上咽頭にうっ血があると、脳からの循環が悪くなり、脳機能を悪化させる**と考えられています。その症状としては片頭痛を含む頭痛、倦

怠感、疲労感、睡眠障害などがあげられます。EATを行うことによって、睡眠がよくとれるようになったという患者さんの声も聞かれます。

4. EATの手技について

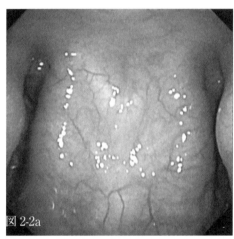
図 2-2a

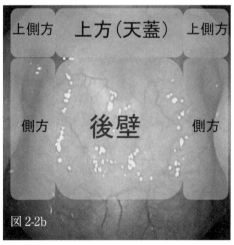
図 2-2b

堀口先生はEATの効果を十分示すためには、強く擦過を行うことを述べられています。田中先生は、さらにE-EAT（内視鏡下でのEAT）を行うことにより、上咽頭粘膜全体をしっかりと擦過することが重要だとしています。

左の図2-2aは上咽頭の内視鏡所見を、図2-2bは上咽頭を各部に仕切った部位を示しています。鼻腔からのEATを行う場合、まっすぐな直綿棒を用いると図2-2bで示した「後

第2章 EATについて

壁」部分は比較的容易に擦過することができます。しかし綿棒の先端を上（上方）や横（側方）に向けないと、「上方（天蓋）」や「側方」の処置が不十分になることがあります。最も処置が不十分になりやすいのが「上側方」に当たる部分とされています。上咽頭粘膜全体にしっかりとした擦過が行われないと、部分的に炎症が残ってしまい、その効果が十分に発揮されない原因となり得ます。

　日本病巣疾患研究会で、堀口先生の門下生であった谷　俊治先生がEATの手技を実演されたことがあります。谷先生は内視鏡を用いない、**いわゆる盲目的なEAT**を実演されていましたが、鼻から入れた直綿棒を上下や左右方向に向けて突っつくように擦過をされていました。田中先生は実際にモニターを含む内視鏡を会場に持ち込んで、E-EATを実演されました。私は最初にその光景を目にしたときに、かなりの衝撃を受けたことを覚えています。それまでは、盲目的に口側から咽頭捲綿子を用いてのEATしか行っていなかったからです。田中先生は上咽頭粘膜全体をしっかり擦過するために、鼻綿棒の先端を弯曲させた「**弯曲綿棒**」を用いて処置

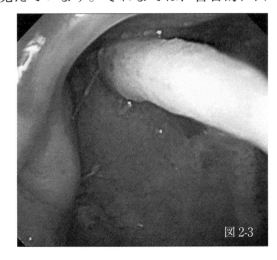

図2-3

を行っていました。基本的には右利きの人は左手に内視鏡を
持って、右手で処置を行います。図2-3は、強弯曲鼻綿棒を
用いて実際にE-EATを行っているところです。このように
左鼻から入れた強弯曲綿棒で右の上側方まで擦過することが
できます。慣れるまではなかなか難しい手技ですが、この綿
棒を上下左右方向に向けたり、ワイパーのように動かしたり
して擦ることにより、上咽頭粘膜のほぼ全体を擦過すること
ができます。

　私の診療所では、治療開始早期は週に1-2回程度通院してい
ただいてEATを行っています。ただ、現実的に毎回内視鏡
下での処置を行うことは、コスト面でも実用面でも困難です。
EATの効果を判定するために、原則EATを10回行ってか
ら内視鏡検査での評価を行っていますが、私は初回と評価時
にE-EATを行い、それ以外は内視鏡を用いない盲目的な鼻
と口からのEATを行っています。**盲目的EATを行う際にも、**
先に示した上方、側方、上側方の擦過を意識して行います。

　1999年発行の私論文で示しましたが、盲目的な口側からの
咽頭捲綿子によるEATだけでも、ある程度の治療効果は期
待できます。しかし、田中先生の手技を学んでからは、鼻か
らのEATやE-EATも取り入れて診療にあたっています。慢
性上咽頭炎からの症状である、後鼻漏、咽頭痛、鼻づまり、
頭痛、喉の違和感などは、盲目的な口腔側からのEATのみ
でも改善されると思いますが、慢性上咽頭炎を原因とした病
巣疾患に伴う腎疾患や皮膚疾患など、また新型コロナウイル

44

第 2 章　EAT について

ス感染症後遺症に伴う全身倦怠感・疲労感などの改善には、処置が不十分になりやすいとされている上方、側方、上側方などを含む上咽頭粘膜全体をしっかりと擦過したほうが、治療成績が上がるのではないかと考えています。

　図 2-4 に、実際に用いている鼻綿棒、咽頭捲綿子を示します。当院ではルーツェ式という鼻綿棒を用いています。この綿棒は手で弯曲させることができ、これらを使い分けることによって処置をしています。直綿棒は細いものと太いものを準備しています。上咽頭粘膜後壁を擦過するときは太めの直綿棒を用いて、左右の鼻からこれを上下左右方向にも向けて擦過するようにしています。上方や上側方の擦過が不十分と思われる場合には、綿棒を軽く弯曲させた弱弯綿棒を用います。強弯綿棒は主に E-EAT を行う際に使用しますが、後述

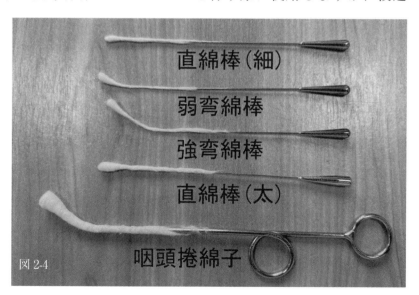
図 2-4

する上咽頭の前面に当たる軟口蓋裏面の擦過にも用いています。細い直綿棒はやはり後述する鼻腔の側壁に当たる下鼻道天蓋（てんがい）や、INSPGS（インスピグス）と呼ばれる鼻腔の出口（後鼻孔（こうびこう））手前上方の粘膜を処置する際にも用いています。

5. EATの応用

EATは基本的に上咽頭粘膜の後壁全体を擦過するように行いますが、堀口先生は頭痛を感じる部位を上咽頭からの放散痛として示しました。図2-5に堀口先生が示された頭痛と上咽頭の擦過部位との関連を示します（文献2）。

これによると、後頭部痛は上咽頭後壁、頭頂部痛は上壁（天蓋）の炎症が引き起こすため、それらの部位を擦過すると効果が期待できます。これらの部位は前項で示したEATによって擦過する

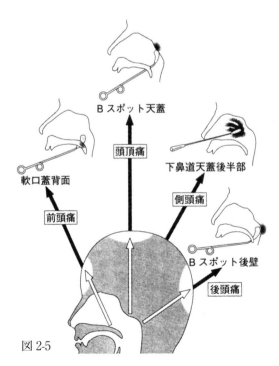

図2-5

第2章　EATについて

ことができます。一方で、側頭部痛は**下鼻道天蓋後半部**、前頭部痛は**軟口蓋裏面（背面）**とされています。これらの知見を参考に、私も側頭部痛や顔面を含む前頭部の痛みを訴える患者さんにはこれらの部位の擦過も行っており、効果を実感することがあります。

1）軟口蓋裏面（背面）へのEAT

顔面や前頭部の痛みを訴える患者さんに対して、上咽頭の前壁にあたる軟口蓋裏面（背面）を擦過します。図2-6に示すように、鼻から強弯綿棒を下向きに挿入して擦ることによって、処置することができます。軟口蓋裏面は平坦な粘膜になっているため、実際に処置をしてみると、つるつると滑るような感触が手に伝わってきます。患者さんに口呼吸をし

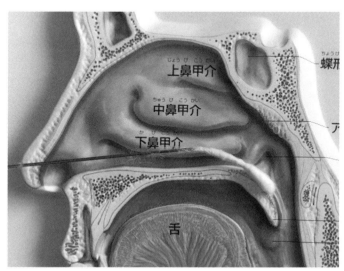

図2-6

てもらうと軟口蓋が挙上（上に上がること）するので、処置がやりやすくなります。

　なお、この部位は口側から入れた咽頭捲綿子を、口蓋垂周囲の軟口蓋を手前に引くような手技でも擦過することができます。

2) 下鼻道後方天蓋への EAT

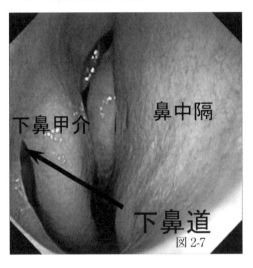

図 2-7

側頭部痛（こめかみの痛み）を訴える患者さんに対して行います。下鼻道とは、鼻腔内にぶら下がるように存在する下鼻甲介の外側にあたり、鼻腔の側壁に当たる隙間のことをいいます（図 2-7）。この部位は狭いので、細い直綿棒を用いてその隙間に挿入して、後方の天蓋や側壁を擦るように処置します。この部位は内視鏡を入れながらの処置は困難なので、直接肉眼で見ながらの処置となります。患者さんによっては、初回の処置後に側頭部痛の軽減を実感されることがあります。

3) INSPGS（鼻内翼口蓋神経節刺激法：インスピグス）

第 2 章　EAT について

　　INSPGS は、Intra Nasal SphenoPalatine Ganglion Stimulation の略で、前出の田中先生が報告した処置の方法です（文献 7）。"Intra Nasal" は「鼻内」の意味で、鼻からアプローチする方法です。"SphenoPalatine Ganglion" は「翼口蓋神経節」で、知覚神経である三叉神経第 2 枝から別れた神経が集まってできた塊です。翼口蓋神経節には、副交感神経線維である迷走神経のうち、腹側迷走神経との複合体を形成しています。INSPGS は、この三叉神経第 2 枝の支配領域である部分に刺激（Stimulation）を与えることにより、効果を示すとされています。部位としては、鼻腔が上咽頭へと移行する後鼻孔のやや手前上方にあたるところです。INSPGS を刺激する方向を模型で図 2-8a に示します。図 2-8b は実際に INSPGS を行っている内視鏡写真です。後鼻孔の上方手前

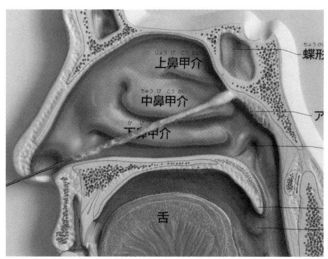

図 2-8a

49

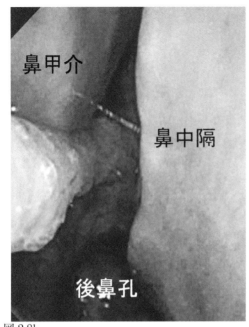
図 2-8b

に、塩化亜鉛を浸した細い直綿棒を当てています。田中先生はその手技として、鼻から入れた直綿棒の方向を患者さんの耳介(じかい)(いわゆる耳)の上端に向けることで、適切な箇所に当たるとアドバイスされています。INSPGSではEATとは異なり、強く擦過するのではなくその場所に綿棒の先端をしばらく留置(りゅうち)(留め置く)するとされています。現在、新型コロナウイルス感染症後遺症が問題となっていますが、とくに頭痛や倦怠感、疲労感、ブレインフォグ、羞明(しゅうめい)(光を異常にまぶしく感じること)などに有効な印象があるとしています。当院でも倦怠感や疲労感を伴う新型コロナウイルス後遺症患者さんや、希望される患者さんにはINSPGSを行っています。

4) 嚢胞の開放、索状物の切離

　上咽頭を観察していると、後壁に嚢胞(のうほう)(分泌物の入った袋)の見られることがあります。嚢胞の存在は、喉の異物感の原

第 2 章　EAT について

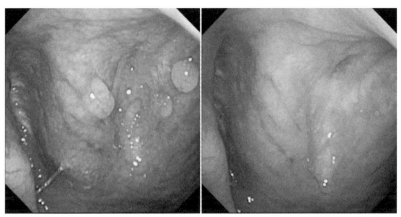

図 2-9

因となり得ます。多くの場合、囊胞の壁は薄いので、内視鏡下に耳用の細い吸引管（ローゼン吸引管）でつつくようにすると囊胞を破ることができ、内容物を吸引して除去します。内容物は多くの場合、粘った液体です。図 2-9 にその一例を示します。左が治療前で、初回の処置の時に囊胞を破って吸引除去し、さらに EAT を 10 回行ったあとが右です。治療後には囊胞は消失し、粘膜の腫脹や発赤も改善していることがわかります。この症例では、鼻づまりや耳の詰まった感じ（耳閉感）の他、病巣疾患にあたる皮膚病の乾癬も改善しました。

　上咽頭の側方に粘膜の癒着が見られる症例があります。図 2-10 の左側に示す症例は、太い索状物が見られました。この症例では、内視鏡下に耳手術用の曲がった針であるピックという道具を用いて、この索状物を切断しました（図 2-10 右）。出血は少量で問題にはなりませんでした。索状物を切離した

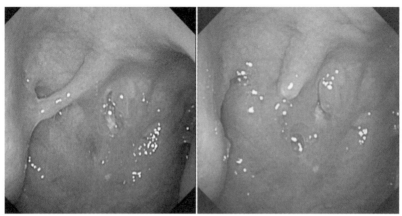

図2-10

結果、耳閉感が改善しました。

　このように、内視鏡で上咽頭を観察してみると、いくつかのバリエーションと言えるような病変が見つかることがあります。症状改善のためには、こうした手技を行うことが有効な場合があります。

第3章　慢性上咽頭炎の診断について

1．堀口先生が示した慢性上咽頭炎の診断

　内視鏡が一般的ではなかった堀口先生の時代ですが、慢性上咽頭炎の診断はどのように行っていたのでしょうか。堀口先生は、EAT に伴う**出血と痛みの程度**から診断を行っていました。客観的な所見としては、鼻から上咽頭粘膜を擦ることによって採取された細胞を、スライドガラスに塗って顕微鏡で観察する、**塗抹標本**を用いていました。当時上咽頭を観察するには、喉に小さな鏡（後鼻鏡）を入れて観察する方法もありましたが、堀口先生は、「内科医のための鼻咽腔炎」という自著（文献 3）の中で、「たとえば後鼻鏡や鼻咽腔内視鏡などのような視覚的観察法でその存在を知ることは必ずしも正確ではない」と記しています。また上咽頭の塗抹標本を全例に作成することは現実的に煩雑であり、現在では行われていないものと思われます。

2．EAT に伴う出血について

　病的な上咽頭粘膜では、粘膜の発赤やうっ血が見られます。上咽頭粘膜が充血していたり、血液がたまったりしている所見です。EAT を行うとその擦過の刺激により、病的粘膜からの出血が見られます。内視鏡下に EAT を行っている際の出血の様子をカラー図説 3-1 に示します。**病的粘膜の重症度が高い症例ほど、多くの出血が見られる傾向にあります。**逆に

第 3 章　慢性上咽頭炎の診断について

言うと、「EAT を行っても出血が全く見られない症例は、慢性上咽頭炎ではない」と定義することを提唱された先生もおられます。

　この出血は、上咽頭粘膜の充血やうっ血としてたまった血液が排出されるもので、いわゆる動脈性出血と言われる、吹き出すような出血は起こしません。極端に出血しやすい病気や、血液を固まりにくくする抗凝固剤を投与されていて出血が止まりにくい症例を除けば、EAT に伴う出血がだらだらと出続けることはないとされていますし、私も実際にそういう経験はありません。

　EAT を開始した当初、出血が多く見られる症例であっても、**EAT を続けることによって、出血は必ず減少するか消失して**いきます。私の症例による解析（154 例）では、平均で EAT 約 7 回目には出血がほぼ消失していました。また出血の程度は EAT でこすりつける強さの程度によっても左右されます。EAT の手技は施術する医師によって異なるため、その程度で重症度を決定することは困難と考えています。また**出血の程度を、EAT（例えば 10-15 回）を行った後の治療効果の判定に用いるのは、ほぼ全例で出血が減少または消失する点で不適応である**と私は考えています。

3. EAT に伴う疼痛（痛み）について

　EAT は、敏感である喉の粘膜に刺激のある塩化亜鉛溶液を

55

擦りつけるため、疼痛（痛み）を伴う処置となります。さらに、炎症が強い症例では疼痛を強く感じることになります。EATに伴う疼痛は、EATの回数を重ねていくうちに粘膜の炎症が改善していくことが多いのと、処置に対する「慣れ」も生じるため、徐々に軽くなっていく傾向にあります。EATに伴う疼痛は、出血と同様に擦過する強さによっても左右されます。また患者さん個人の感受性（感じ方）によっても左右されます。感受性の高い患者さんの中には、痛みのためEATができないこともあります。したがって、出血と同様に「痛みの程度を慢性上咽頭炎の診断や重症度の尺度として用いるのは難しい」のではないかと考えています。

4. 内視鏡による診断

　繰り返しになりますが、内視鏡が普及した現在では、ほとんどの病院や診療所の耳鼻咽喉科には、内視鏡が設置されていると思われます。鼻から入れる観察用の細い内視鏡である喉頭ファイバースコープを用いることによって、鼻腔内から上咽頭、さらには中咽頭や下咽頭、喉頭と呼ばれる喉の奥の方まで容易に観察することができます。私が最初の慢性上咽頭炎の論文を書いた1990年代には、喉頭ファイバースコープこそ普及していたものの、当時は「光学」ファイバーというまだ画像の粗いものが主流でした。そこで上咽頭粘膜の所見を詳細に検討するため、私は当時鼻の手術で使用していた硬

第 3 章　慢性上咽頭炎の診断について

性の内視鏡を用いて観察・記録をしました。現在では電子内視鏡が開発されて普及しており、近年では画質の向上も見られることから、上咽頭粘膜の状態も詳細に観察することが可能となりました。

　さらに、**狭帯域光**（NBI: Narrow Band Image）と呼ばれる、光源となる光の成分を一部カットすることによって、早期がんなどの病変が見つかりやすくなる技術が発達しました。慢性上咽頭炎はがん病変ではありませんが、前出の田中亜矢樹先生は「NBI で観察することにより特徴的な所見が見られる」ことを総説論文で報告しました（文献 6）。田中先生は、同じ慢性上咽頭炎の治療に取り組んでいる立場から個人的にも知り合いなのですが、この論文は慢性上咽頭炎の内視鏡診断から EAT の手技まで細かく解説されており、私にとってバイブルともいえる素晴らしいものです。自分が観察してきた上咽頭粘膜の発赤や腫脹、後鼻漏、痂皮の程度に加えて、田中先生の知見から得た内容を含めて、慢性上咽頭炎の内視鏡所見については、次の第 4 章で解説していきます。本書の核心的なものになりますが、これから示す慢性上咽頭炎の内視鏡所見は、一般の方向けの本で細かく書かれたものはほとんどないものと思われます。内視鏡診断の参考としてご参照いただければと思います。

第4章　慢性上咽頭炎の内視鏡診断

少し専門的にはなりますが、実際に慢性上咽頭炎の特徴的な内視鏡所見について解説していきます。これらの病的所見の程度を、さらに軽度から中等度、高度まで分類することにより、**慢性上咽頭炎内視鏡所見の重症度評価が可能である**と考えています。実際に私の論文（文献8）では独自の重症度分類を行って、重症度の評価や、EAT前後における改善度についての検討をして報告しています。

1.　通常光で観察される主な内視鏡所見

1）上咽頭粘膜の発赤

　炎症があると、基本的に粘膜の病変は赤く腫れます。正常例は巻頭カラー図説のカラー図説1-2aのように淡い色調を示します。炎症が強いほど、発赤の程度も強くなります（カラー図説4-1）。しかし、田中先生の報告によると炎症の程度が強い場合でも、粘膜の浮腫性変化（いわゆるむくみによる腫れ）が加わると色調としては蒼白な感じになるとされています。この点は、単に赤みの色調から炎症の程度を判断するだけでは重症度評価が違ってしまう可能性もあり、難しい点といえます。

2）上咽頭粘膜の腫脹（腫れ）

　正常例では上咽頭粘膜は平坦で、後壁を走る血管を観察することができます（カラー図説1-2a）。炎症があると粘膜の腫

第4章　慢性上咽頭炎の内視鏡診断

れが生じるため、炎症が強いと厚ぼったい粘膜の腫脹が見られ、正常例では見えていたような後壁の血管を観察することはできません（カラー図説 4-2）。また上咽頭にはリンパ組織（アデノイド）が存在し、冒頭（第1章 1.）で述べたように小児期から比較的若年層では、アデノイドの存在による腫脹の見られることがあります。リンパ組織の存在を粘膜の腫れとして捉えると、炎症の程度の判断を誤ることがあり、腫脹の程度の判断も難しい点があります。

3）後鼻漏（分泌物）の付着

　病的な上咽頭粘膜には過剰な分泌物が付着していたり、この分泌物が下のほうへ流れたりしていることがあります（カラー図説 4-3）。上咽頭由来の分泌物が喉のほうへ流れると後鼻漏（鼻水や痰が喉に流れ落ちる感覚）として自覚されます。「はじめに」の項でも言及したとおり、後鼻漏は副鼻腔炎（いわゆる蓄膿症）の代表的な症状です。後鼻漏の自覚症状があるのに、内視鏡検査やレントゲン、CT などの画像検査で副鼻腔炎が認められない場合は、慢性上咽頭炎による後鼻漏の可能性があるため内視鏡検査を行う必要があります。

4）痂皮の付着

　上咽頭粘膜に痂皮の付着が見られることがあります。痂皮は NBI で観察すると濃いピンク色として観察されます（カラー図説 4-4a,b）。さらに痂皮の部分から後鼻漏の流出の見

61

られることも多くあります。痂皮の付着は粘膜表面のびらん
（ただれ）や乾燥があると発生すると思われます。痂皮の存在
は、喉に張り付くような不快感や後鼻漏の症状の原因となり
得ます。多くの症例では EAT により改善しますが、なかな
か改善しない症例も少なからず経験しています。

2. NBI で観察される内視鏡所見

　ここでは NBI（狭帯域光）で観察される代表的な所見を示
します。

1）黒斑
　通常光で粘膜の発赤や充血が強く見られる部分を NBI で観
察してみると、赤黒い点状・斑状を示すことがあり、黒斑と
されています（カラー図説 4-5a.b）。黒斑は粘膜のうっ血（血
のたまった状態）を示しているため、黒斑の程度が強いほど
EAT による出血が多く見られる傾向にあります。重症度の高
いほど黒斑も濃く見られます。

2）顆粒状変化
　病的粘膜では、通常光でも網目のような顆粒状の変化を見
ることがあります。サケの卵である「いくら状」と表現され
る先生もいらっしゃいます。この部分を NBI で見てみると網
目状の変化が強調されます（カラー図説 4-6a.b）。田中先生は

62

この変化を「敷石顆粒状変化」として報告されました。顆粒状変化は粘膜の浮腫性変化（むくみ）を示しているものと考えられ、やはり重症度の高いほど強く見られます。

3. 慢性上咽頭炎の内視鏡所見重症度分類と治療効果の判定について

このように、慢性上咽頭炎の病的内視鏡所見が明らかになり、上咽頭炎の有無だけではなくその重症度を評価することができると考えています。

1) 上咽頭擦過療法検討委員会による上咽頭所見評価の試みについて

慢性上咽頭炎に対する EAT の有効性を検討し、EAT の普及を目的とした**上咽頭擦過療法検討委員会**（以下 EAT 委員会）が、2019 年に日本口腔・咽頭科学会内に発足して活動をしています（委員長：原渕保明 旭川医科大学名誉教授）。私も委員を務めています。

EAT 委員会では、まず慢性上咽頭炎の定義や重症度分類の標準化、EAT の手技や処置の頻度などの標準化について検討しました。その後、実際の内視鏡所見の各項目や出血の程度についてのスコアリングを試みました。評価する各項目は、粘膜の①色調（発赤）、②腫脹、③粘液や痂皮・後鼻漏の付着、④EAT による出血になります。それぞれの項目につい

63

て、スコア0なし、1軽度、2中等度、3高度の4段階で評価するという原案でした。

そして、実際の慢性上咽頭炎症例の内視鏡写真を各委員がスコアリングして、評価の標準化について検討してみました。ところが、4段階評価では各委員の評価にばらつきが大きくて一致しないことが多かったため、その後の検討で3段階評価（0なし、1軽度～中等度、2高度）として分類することになりました。現時点ではこの評価法により、実際の症例に適応してEAT前後のスコア改善の有無についての検討が行われています。

2）私論文における慢性上咽頭炎内視鏡所見重症度分類

私は、慢性上咽頭炎の治療成績に関する最初の論文を1999年に発表していますが（文献4）、当時は上咽頭粘膜の発赤を4段階（－・＋・＋＋・＋＋＋）、腫脹を3段階（－・＋・＋）で評価し、その組み合わせから重症度を4段階（異常なし、軽症、中等症、重症）に分類しました。治療前後の重症度の改善度について検討したところ、当時の内視鏡所見改善率は60.3％でした。2021年に発表した論文（文献8）では、発赤と腫脹をそれぞれ4段階（0正常、1軽度、2中等度、3高度）に分類し、痂皮や後鼻漏の見られた場合はこれに加点（－：0・＋：1・＋＋：2）して、発赤と腫脹の程度と合計点を組み合わせた重症度分類（正常・軽症・中等症・重症）をして、治療前後の重症度や改善率を検討しました。この時の

64

92 例の内視鏡所見改善率は 72.8% であったと報告しています。さらに新たな症例を加えて 154 例について検討したところ（文献 9）、内視鏡所見の改善率は 76.0% でした。

　私の検討した症例で、正常から軽症・中等症・重症と判定した内視鏡写真と（カラー図説 4-7a.b）、EAT により重症度が改善した症例の内視鏡写真（カラー図説 4-8）を巻頭カラー図説に載せておきます。

3）EAT による内視鏡所見の変化について

　前項のカラー図説 4-8 に示したとおり、EAT により上咽頭粘膜の発赤、腫脹、後鼻漏などが改善していることがわかります。この症例の治療後の内視鏡所見を見てみると、上咽頭粘膜に白色筋状の変化が見られます。これは**経時的白色化現象**として田中先生が報告した所見です。私の 154 例の症例検討では、EAT により約 66% の症例に経時的白色化現象が観察され、これが出現した症例のほうが重症度は有意に（統計的に偶然ではないこと）改善していた点から、**経時的白色化現象は内視鏡所見改善の指標となる**可能性を示していると考えています。この他にも、粘膜の腫脹が改善することにより、治療前には見えていなかった上咽頭粘膜後壁の毛細血管が観察されるようになったり、粘膜の腫脹が強かった症例では粘膜間の陥凹部（谷間のようにへこんだ部分）が広くなったりするなどの変化が見られます。

4) 慢性上咽頭炎内視鏡所見重症度評価のまとめ

　前述したように、EAT 検討委員会では色調（発赤）や腫脹などの評価のばらつきが大きかったことから、現在は各項目を 3 段階評価（0 なし、1 軽度〜中等度、2 高度）で分類する方法で進められています。このように、慢性上咽頭炎の内視鏡所見の評価は難しいことがわかります。けれども個人的な考えとしては、より多くの症例の内視鏡所見を見て学習していくことにより、炎症の程度の評価をより的確に判定することが可能になると思います。実際に私も、一番最初の頃に慢性上咽頭炎症例の内視鏡所見を評価することは難しかったですし、新たに普及してきている NBI 画像の評価も、当初はよくわからなかったのが現実です。今後さらに多くの症例の内視鏡所見の評価を重ねて、その評価を標準化してくことにより、各項目については 4 段階（0 なし、1 軽度、2 中等度、3 高度）で評価することが可能であると考えています。現時点で EAT 委員会での治療効果の判定は各項目の合計点で評価されていますが、今後詳細な慢性上咽頭炎の重症度分類の標準化と、治療効果の判定基準が示されることを期待しています。

第5章 EATの治療成績と症状別の治療症例

1．EATの治療成績

1）慢性上咽頭炎患者の主な症状（主訴）と改善率

　前述したとおり、主訴とは自覚症状のうち、いちばん強く、主となっている症状のことをいいます。それでは、慢性上咽頭炎患者さんの主訴はどのようなものが多いのでしょうか。また主訴となった症状は、EAT（イート）によってどれぐらいの改善率を示すのでしょうか。2022年に報告した、主訴となった症状の症例数（n）と、EATによる改善率を表5-1に示します（文献9）。

　これまでも何度か検討してきましたが、最も多い主訴は後鼻漏（鼻水が喉に落ちる）です。先にも書いたとおり、後鼻漏は副鼻腔炎の代表的な症

主訴となった症状	n	改善率％
後鼻漏	29	82.8
咽喉頭違和感	24	83.3
咽頭痛	20	90.0
咳	15	93.3
痰	14	85.7
嗄声	10	100.0
めまい	8	62.5
皮疹	7	85.7
肩こり	6	100.0
頭痛	4	75.0
鼻閉	3	100.0
耳閉感	3	33.3
疲労感・倦怠感	3	100.0
耳痛	2	100.0
耳鳴	2	50.0
微熱	2	100.0
鼻臭	1	100.0
頸部痛	1	100.0
計	154	85.7

表5-1

第5章　EATの治療成績と症状別の治療症例

状ですが、慢性上咽頭炎においても最も多い症状となります。以下、表に示した咽喉頭違和感、咽頭痛、咳、痰などの症状は、だいたい上位に入ってくる症状となります。嗄声（声がれ）も比較的多く、これらの症状はいわゆる「喉」の直接症状です。以下めまい、皮疹、肩こり、頭痛、疲労感・倦怠感など、「喉」とは直接関係ないような自律神経を介する症状や病巣疾患も見られます。その他にもこの表に示すように、さまざまな症状を引き起こすことがわかるかと思います。

　表の右側に改善率を示しましたが、これらの自覚症状に関しては、治療の前後に各症状に対する程度を4段階スコア（0：なし、1：軽度、2：中等度、3：高度）でアンケート用紙に記入してもらい、スコアが改善したものを改善として、改善率を算出したものです（実際のアンケート用紙は73ページの図5-1をご参照ください）。

　この時の検討では、**主訴の改善率は85.7%**でした。

2）内視鏡所見の改善率を含めての治療成績

　70ページの表5-2に、アンケート用紙でEAT前後いずれかに各症状スコア1以上の記載のあった症状の症例数（n）と、その改善率を示しました。症状のあった自覚症状としては咽頭違和感、後鼻漏、痰、肩こり、咽頭痛、頭痛などが比較的頻度の高いことがわかります。治療前後で各症状スコアの改善について統計学的に検討した結果、表5-2に示した主訴および各症状スコアは有意に改善していました。

69

症状	n	改善率（著明改善率）%
主訴	154	85.7 (55.2)
頭痛	94	72.3 (50.0)
後鼻漏	127	67.7 (35.4)
鼻閉	105	70.5 (46.7)
咽喉頭違和感	133	74.4 (57.9)
咽頭痛	112	77.7 (57.1)
肩こり	117	76.1 (47.0)
耳鳴	62	58.1 (45.2)
耳閉感	57	68.4 (61.4)
めまい	60	70.0 (61.7)
咳	93	72.0 (49.5)
痰	128	64.1 (46.9)
嗄声	21	85.7 (61.9)
疲労感・倦怠感	14	92.9 (71.4)
精神症状	11	81.8 (45.5)
皮疹	10	90.0 (40.0)

表 5-2

発表年月		症例数	改善率	
			主訴	局所所見
1999.2	耳鼻展誌	68	86.8%	60.3%
2001.5	日耳鼻	36	67.0%	81.0%
2016.9	病巣疾患	95	85.2%	88.2%
2017.9	口腔咽頭	97	87.6%	93.8%
2019.3	口腔咽頭誌	73	79.5%	87.7%
2019.9	病巣疾患	85	84.7%	68.2%
2020.10	日耳鼻	92	88.0%	72.8%
表 5-3		平均	82.7%	78.9%

表 5-3 は 2021 年に報告した、過去の検討における主訴と内視鏡所見の改善率をまとめたものです（文献 8）。それぞれの報告は評価法がやや異なる点はありますが、自覚症状（主訴）はおおよそ 8 割強、内視鏡所見（局所所見）はおおよそ 8 割弱の改善率を示しています。このことから、慢性上咽頭炎に起因すると思われる症状は、約 8 割強の患者さんに改善が見込めるといえます。

第 5 章　EAT の治療成績と症状別の治療症例

　EAT は決して万病に効く治療ではなく、100％の患者さん
に効果があるわけではありません。おおよそ 8 割強の改善率
ということは、残念ながら EAT を行っても約 2 割弱の患者
さんには無効ということもできます。慢性上咽頭炎に対する
EAT の治療成績を示した論文は非常に少ないのですが、堀田
先生の論文中にも自覚症状は約 8 割の患者さんに改善が期待
できると示されています（文献 10）。また現在進行中の上咽
頭擦過療法検討委員会（EAT 委員会）の中間報告（2021 年
11 月）を見ても、全体の奏効率（改善率）は 83％ と示され
ています。

　他領域の例えば耳鼻咽喉科感染症（急性の中耳炎、副鼻腔
炎、扁桃炎など）に対する抗生剤（抗菌剤）やアレルギー性
鼻炎に対する抗アレルギー剤の有効率などを見ても、8 割の
効果があるとすれば、かなり有効な薬剤ということができま
す。以上より、慢性上咽頭炎に対する EAT の有効性がわか
るかと思います。

　一方で、全ての患者さんの症状がよくなるという過剰な期
待をされるのはよくないと思っています。まずは生じている
症状が本当に EAT の適応になるのかを、内視鏡所見や初回
EAT における出血の程度などを客観的に評価して、見極める
ことが重要です。そして仮に改善しない症状に対しては、違
う視点からその原因を探ってみたり、別の治療方法を試した
りするなどが必要だと考えています。

71

2. EATの適応となる症状別の解説と実際の治療症例

　表5-1に示したとおり、慢性上咽頭炎では多彩な症状を示します。これらの症状は単独で生じるというより、いくつもの症状を併せ持っていることが多いといえます。まずは問診で主訴と、それに伴う他の症状を聞き取ったうえで慢性上咽頭炎の存在を疑い、内視鏡検査を行って診断を進めていくという流れになります。前述したような、慢性上咽頭炎の炎症所見が確認できた場合にEATについての説明をして、納得いただいてからEATを開始していきます。まずは、他院では指摘されなかった典型的な慢性上咽頭炎患者さんのケースをお示しいたします。

1) 他院では指摘されなかった典型的な慢性上咽頭炎症例

　患者さんの症状からは慢性上咽頭炎の存在を考えることができますが、その存在を意識しないと見逃されることがあります。今回提示する患者さんはいくつかの医療機関などの受診を経て、ご自分で堀田先生の本をご覧になり、慢性上咽頭炎ではないかとして受診されました。

症例：70歳女性
経過：6年前から不安、うつなどの症状があり、心療内科で適応障害として通院していました。2年前から肩こり、頬部痛、後鼻漏、声が出しにくいなどの症状があり、他院の耳鼻

第 5 章　EAT の治療成績と症状別の治療症例

評価法　0：症状なし　1：軽度（軽い症状）　2：中等度（1と3の間）　3：高度（強い症状）

	治療前				治療後			
頭痛	0	1	②	3	⓪	1	2	3
後鼻漏（鼻水が喉にまわる）	0	1	2	③	0	①	2	3
鼻づまり	⓪	1	2	3	0	①	2	3
喉の違和感（つまった感じ）	0	①	2	3	⓪	1	2	3
咽頭痛（喉の痛み）	0	①	2	3	⓪	1	2	3
肩こり（首筋のこり）	0	1	2	③	0	①	2	3
耳鳴り	0	①	2	3	⓪	1	2	3
耳閉感（耳がふさがった感じ）	⓪	1	2	3	⓪	1	2	3
めまい	⓪	1	2	3	⓪	1	2	3
咳	0	①	2	3	⓪	1	2	3
痰	0	1	2	③	0	①	2	3
その他（　声のかすれ　）	0	1	2	3	0	①	2	3
その他（　　　　　　　）	0	1	2	3	0	1	2	3
その他（　　　　　　　）	0	1	2	3	0	1	2	3
その他（　　　　　　　）	0	1	2	3	0	1	2	3

＊その他の症状がありましたら、（）に記載いただけると幸いです。　　図 5-1
最近の体調として、近い番号に○をしてください。

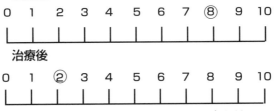

10 回の EAT 治療で、症状はほぼ改善した

※アンケート用紙（見やすいように改変）

咽喉科や内科受診の他、鍼灸にもかかりましたが改善がなく、「慢性上咽頭炎ではないか」として受診しました。上咽頭粘膜の発赤と腫脹があり、EAT を開始しました。

73

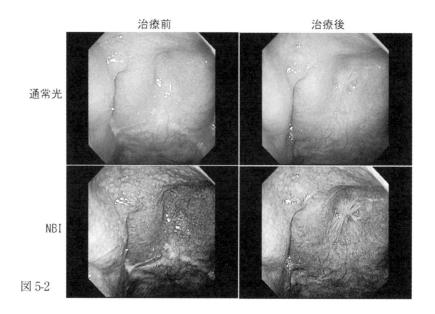

図 5-2

　翌日には頭痛が治り、2回目の処置後、肩こりもだいぶ楽になったということでした。図5-1に当院で患者さんに記入していただいているアンケート用紙を示します。EAT 10回後には主な症状であった肩こりが3（高度）から1（軽度）に改善し、頭痛はなくなりました。その他にも、後鼻漏、喉の違和感、痰などの症状が改善しました。図の下方には体調を示す10段階のNRS（Numerical Rating Scale）という視覚的な評価が示してあり、これも記入してもらっていますが、NRSも8から2へと著明に改善しています。内視鏡所見を図5-2に示しますが、粘膜の腫脹や後鼻漏が改善し、NBIにおける黒斑や顆粒状変化も改善しました。正中部には経時的白色化現象も見られています。

2）慢性上咽頭炎の自覚症状が全くなかった舌痛症症例

　舌に明らかな異常がないにもかかわらず、舌の痛みやヒリヒリ感などを訴えて耳鼻咽喉科を受診する患者さんは少なくありません。比較的高齢の女性に多く、がん不安のある場合も多く見られます。「舌には異常がないから、様子を見て大丈夫です」とお伝えしても、痛みや違和感が継続して、対応に難渋するケースもあります。慢性上咽頭炎があると、炎症による痛みを周辺の部位で感じる「放散痛」により、また痛みの刺激を受け取る脳が誤作動したために、舌痛を生じる可能性などが考えられます。

症例：48 歳女性

　経過：3 週間ぐらい前に風邪っぽい症状があり、舌のひりひり感があるため受診しました。後鼻漏や喉の違和感があり、頭痛持ちでもあるため内視鏡検査を行ったところ、慢性上咽頭炎の所見を認めました。EAT を 10 回施行したところ、舌痛、後鼻漏、喉の違和感は 3（高度）から 1（軽度）へと改善しました。内視鏡所見でも粘膜の発赤、腫脹、また NBI での黒斑も改善を認めました（図 5-3）。この症例の主訴は舌痛でしたが、風邪っぽい症状の後に症状が出ていること、また頭痛持ちであり後鼻漏や喉の違和感といった症状もあったため、内視鏡検査を行ったところ慢性上咽頭炎が見つかりましたが、患者さんご本人は慢性上咽頭炎という病気のことはもちろん、上咽頭そのものの症状もありませんでした。このように、慢

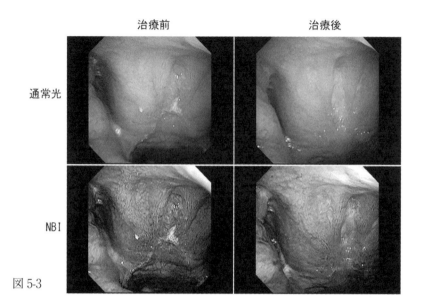

図 5-3

性上咽頭炎を疑わせる症状もある場合は、積極的に内視鏡検査を行ってみる必要があるかと思います。

3．各症状の解説と当院での治療症例

以後は各症状について解説していきます。各症状を示した治療症例も提示いたします。

1）後鼻漏、痰

鼻水が喉から流れ落ちる感覚である後鼻漏は、慢性上咽頭炎の主訴として最も多い症状です。これまでも述べてきているように、後鼻漏は副鼻腔炎（蓄膿症）の典型的な症状とさ

れています。けれども耳鼻咽喉科の診察で鼻の所見が乏しく、レントゲンやCT、鼻腔内視鏡などの所見で副鼻腔炎の存在が否定的となると、原因不明の後鼻漏として、「気のせい」とされてしまうかもしれません。後鼻漏が喉にたまってくると「痰」としての自覚症状になりますので、ここではまとめてみました。

症例：62歳女性

経過：半年ぐらい前から、とくに朝方に後鼻漏があり、痰がいつも絡むという症状で受診しました。鼻内の所見には異常を認めませんでした。内視鏡所見で上咽頭は充血がつよく、NBIでは顆粒状変化と黒斑を認めました。EATを10回

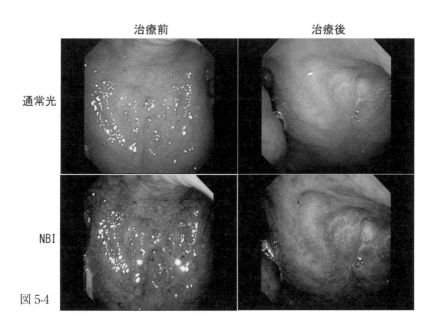

図5-4

行ったところ、後鼻漏はだいぶ良くなったということで、アンケートでは3（高度）から1（軽度）に改善しました。治療前に3（高度）だった咽頭違和感と2（中等度）だった痰・肩こり・鼻づまりは治療後に0（なし）になりました。他にも頭痛や耳閉感が改善しました。治療前後の内視鏡所見を図5-4に示します。治療後は粘膜の発赤や腫脹、NBIでの顆粒状変化、黒斑が著明に改善してすっきりとした所見になっています。この症例でも、正中部に経時的白色化現象が見られます。

2）咽頭違和感（絵11）

喉に違和感や異物感がある、引っかかる感じがあると訴える患者さんは、日常の耳鼻咽喉科診療で多くいらっしゃいます。これらの患者さんには、鼻からの内視鏡検査（喉頭ファイバー）で喉に異常がないか検査をします。喉頭ファイバーでは主に喉の奥の喉頭（声を出す声帯付近）や下咽頭（食道の入り口にあたる部分）を観察するのですが、その部分に異常がないといわゆる咽喉頭異常感症として、「気のせい」とされてしまうかもしれません。また違和感を軽減させる目的で精神安定剤が処方されるかもしれません。けれども喉頭や下

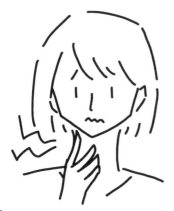

絵11

第5章　EATの治療成績と症状別の治療症例

咽頭所見に異常を認めなくても、喉の違和感を訴える患者さんの多くに、慢性上咽頭炎の所見を認めます。そして、EATを行うことにより症状の改善する可能性が比較的高い頻度で期待できます。私は、喉の違和感を訴える患者さんに内視鏡検査を行うときには、上咽頭をよく観察して慢性上咽頭炎の存在を確認するようにしています。

症例2) -1：57歳女性

経過：10年ぐらい前から右の喉に何かが詰まる感じがあり、飲み込むと右の喉で音がする、右の頸部が腫れているとして受診しました。頸部の触診上はとくに異常なく、喉頭ファイバーを行ったところ上咽頭に痂皮を伴う痰が付着して後鼻漏

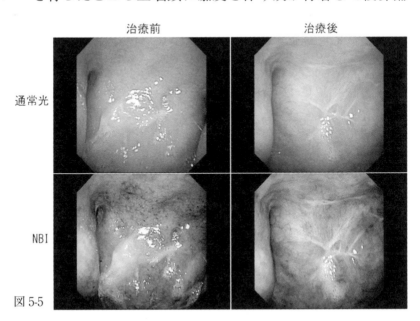

図5-5

が生じており、黒斑を認めました。他の咽頭・喉頭には異常を認めませんでした。EATを10回行った時点で、痰の固さがなくなって楽になったということでした。EAT 20回後には違和感は気にならなくなりました。内視鏡所見（図5-5）では痰の付着は減少してNBIでの黒斑は消失、また経時的白色化現象が見られています。

症例2）-2：73歳女性

経過：3週間ぐらい前からの右喉の違和感で受診しました。内視鏡所見（図5-6）では上咽頭右側の後壁に囊胞が見られ（矢印）、NBIでは顆粒状変化や黒斑も強めに見られました。まず囊胞を吸引管でつぶして内容液を吸引してからEATを

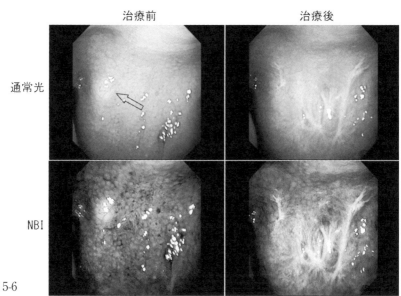

図5-6

第5章　EATの治療成績と症状別の治療症例

行いました。EAT 20回後には喉の違和感のほか、頭痛、咽頭痛が消失しました。治療後には嚢胞はなくなり、NBI所見では黒斑や顆粒状変化が改善し、上咽頭粘膜全体に経時的白色化現象が見られます。このように、嚢胞は喉の違和感などの原因となり得るので、治療のオプションとして嚢胞の開放処置を行っています。

3) 咽頭痛

慢性上咽頭炎では、喉の痛み（咽頭痛）が主訴となる頻度は比較的高いと言えます。しかし、例えば「鼻の奥が痛い」、「鼻と喉の境目が痛い」という訴えがあれば上咽頭の炎症を思い浮かべることができるのですが、慢性上咽頭炎の咽頭痛ではそうした訴えをされる方は少なく、漠然と「喉が痛い」と言われる方のほうが多いと言えます。他の慢性上咽頭炎の症状の自覚症状などから、慢性上咽頭炎の存在を考え、内視鏡検査で診断、治療していくことになります。

症例：64歳女性

経過：半年ぐらい前から咽頭痛があり、他院の耳鼻咽喉科を受診しましたが異常ないと言われていました。倦怠感や睡眠障害などもあり、堀田先生の本を見て当院を受診されました。内視鏡検査で慢性上咽頭炎の所見を認めたためEATを開始したところ、10回後には咽頭痛は3（高度）から1（軽度）に改善したほか、肩こり、睡眠障害、倦怠感も軽度に改

81

図5-7　　　治療前　　　　　治療後

通常光

NBI

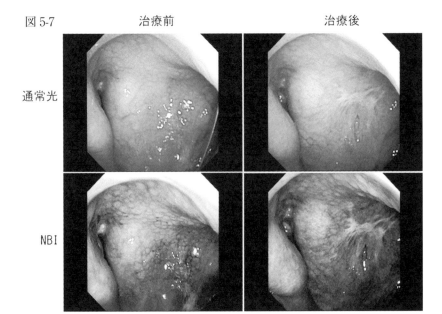

善し、疲労で寝込むこともなくなったということでした。また、足の違和感（ざわざわ）がなくなったということでした。内視鏡所見では、EAT後に発赤、腫脹が改善して正中部には経時的白色化現象が見られ、NBIでは顆粒状変化や黒斑も改善しました（図5-7）。

4）咳（咳嗽）（絵12）

咳が長く続く場合ですが、3週間以上続く咳は遷延性咳嗽、2ヵ月以上続く咳は慢性咳嗽とされています。

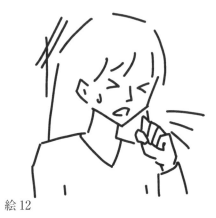

絵12

第5章　EATの治療成績と症状別の治療症例

とくに慢性咳嗽の原因としてあげられているものは①感染症、②咳喘息、③アトピー（アレルギー性）咳嗽、④胃食道逆流症、⑤後鼻漏、⑥薬剤性、⑦心因性など多岐にわたります。実際の臨床では、患者さんの症状からどれに該当するのかを考え、例えば咳喘息ではステロイド吸入薬と気管支拡張剤などを、アトピー咳嗽では抗ヒスタミン剤などを、胃食道逆流症では胃酸を抑える薬（PPI：プロトンポンプインヒビター）を試して改善するかどうかを見る「治療的診断」を行います。この中で⑤の後鼻漏ですが、その原因としては一般的に慢性副鼻腔炎（蓄膿症）や副鼻腔気管支症候群（副鼻腔炎＋気管支拡張症）があげられています。これまで示してきたとおり、慢性上咽頭炎の主訴としては後鼻漏が最も多いこ

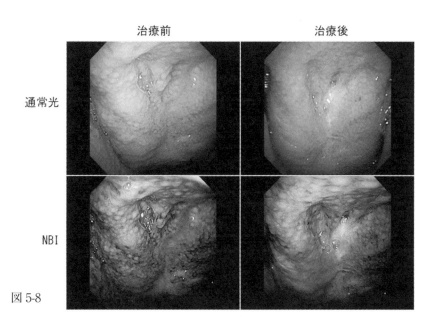

図5-8

83

とから、慢性上咽頭炎も慢性咳嗽の原因疾患の一つとして重要な疾患であると考えています。

症例：63歳女性

経過：1ヵ月前に咽頭痛、鼻水とともに咳が出始めたため、他院耳鼻咽喉科で抗生剤、消炎剤、去痰剤を3週間、皮膚科から抗アレルギー剤投与を受けるも改善なく当院を受診しました。内視鏡検査で上咽頭の発赤、NBIでは黒斑が強く、EATで多量の出血を認めました。EAT10回後には咳はなくなりました。EAT 20回後の内視鏡所見では、発赤、腫脹、黒斑ともだいぶ改善していました（図5-8）。

5) 嗄声（声がれ）

嗄声が長引く場合は、声帯炎、声帯ポリープ、声帯結節のほか、声門がん（喉頭がん）なども考えなければなりませんが、私の元上司で、音声や喉頭疾患を専門としている楠山敏行先生は慢性上咽頭炎が嗄声の原因となり、EATにより症状の改善する症例が多いことを報告しています（文献11）。楠山先生によると、慢性上咽頭炎による喉頭の湿潤障害と上咽頭の共鳴障害がその要因であるとされています。

症例5）-1：62歳女性

経過：1年ぐらい前からの声がれ、喉の違和感で受診しました。内視鏡検査では声帯には異常を認めませんでしたが、慢

第5章　EATの治療成績と症状別の治療症例

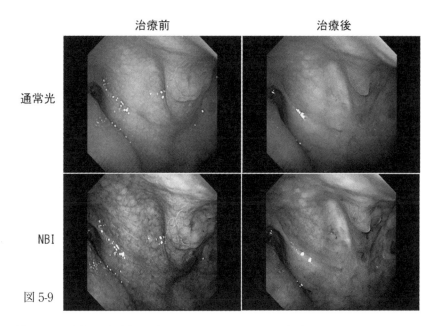

図5-9

性上咽頭炎の所見が強かったためEATを行いました。EAT 10回後には声がれはなくなりました。喉が腫れているような違和感が改善した他、動悸・肩こり・激しい頭痛もだいぶ良くなったということでした。さらにEATを継続した結果、上咽頭粘膜の発赤、腫脹、顆粒状変化などが改善しました（図5-9）。

症例5）-2：51歳女性

経過：ボイストレーニングの指導をされている方です。「4年ぐらい前から声が出づらくなっている」ということで受診されました。他院のボイスクリニック（声と喉の治療を専門にする診療所）にて声帯の浮腫（むくみ）に対して注射を

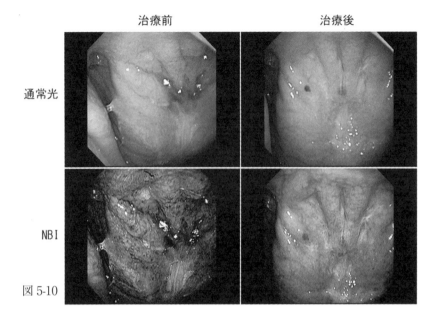

図 5-10

受けたことがあります。内視鏡検査をしたところ、声帯の所見にはとくに異常を認めませんでしたが、上咽頭粘膜には痂皮からの後鼻漏を伴った発赤、腫脹が強く見られ、高度な炎症所見が見られました。EAT10 回後には著明に改善し（図5-10）、声がれもよくなりました。その時に、「ボイストレーニングを教えることができる。鼻歌が歌えるようになった」とおっしゃっていました。その後も処置をしていると調子がいい（処置しないと悪くなる）ということで、月に2回程度、4年以上にわたって通院されていました。

6）頭痛

本書第2章5. でも記述したとおり、慢性上咽頭炎による炎

第 5 章　EAT の治療成績と症状別の治療症例

症の刺激が放散痛となって、頭痛を引き起こすとされています。慢性上咽頭炎に伴う症状としては、高い頻度になります。放散痛による頭痛と思われる場合、46 ページの図 2-5 に示したように、患者さんが感じている頭痛の部位によって、上咽頭粘膜の擦過を行う場所を追加して治療しています。顔面の痛みも、上咽頭前壁（軟口蓋裏面）の擦過が有効なことがあります。

　こうした、上咽頭の炎症の放散痛による頭痛とは別に、いわゆる慢性的な頭痛をきたす疾患としては、片頭痛、筋緊張性頭痛、群発頭痛などが知られています。上咽頭のすぐ近くには、知覚の神経である三叉神経の神経節（神経の中継地のようなもの）が存在します。片頭痛の原因としては「三叉神経血管説」が提唱されています。群発頭痛も、三叉神経の過剰興奮が副交感神経の活性化を起こす説である、三叉神経・自律神経頭痛のカテゴリーに属しています。いずれも上咽頭の炎症が、頭痛を引き起こす刺激の原因になり得ると考えられます。筋緊張性頭痛では、頭から頚部などの筋肉の圧痛（押すと痛みを感じる）を伴うことが重要とされています。上咽頭の高さに一致する筋肉（胸鎖乳突筋）の圧痛は、慢性上咽頭炎の存在を示唆する所見とされています。

　これらの慢性頭痛には一般的に薬物療法が行われますが、EAT が頭痛の軽減に有効な症例が多く存在するのではないかと考えています。

　ここで紹介する患者さんは、長年片頭痛に悩まされていた

87

ということですが、EATにより頭痛の他にも抱えていたさまざまな症状が改善したということです。瞼の下がる眼瞼下垂まで改善したということですが、眼瞼下垂を引き起こすホルネル症候群は、自律神経線維である交感神経の障害で生じます。この患者さんはEATを行って、三叉神経障害とともに交感神経障害が改善したことにより、諸症状が改善したと思われる、貴重な症例です。

症例：59歳女性

経過：長年、左側の片頭痛があり、台風などで気圧が下がると悪くなっていました。とくに左の首筋の痛みもあり、慢性上咽頭炎について書かれた本を見て当院を受診しました。

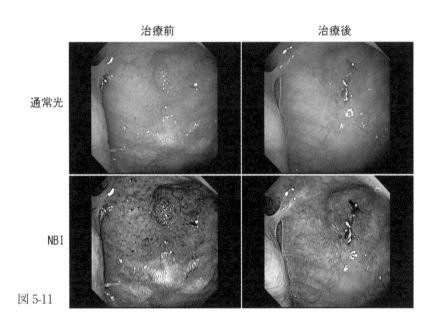

図5-11

第 5 章　EAT の治療成績と症状別の治療症例

この方は、約 2 年前に乳がんの治療歴がありました。

　内視鏡検査で上咽頭に強めの炎症を認めたため EAT を開始したところ、2 回目の受診時には首が回るようになったとおっしゃっていました。EAT 10 回後には片頭痛はなくなり、首が回らなくなるのが良くなりました。また、乳がん術後で脇の下あたりの感覚のなかったのが戻ってきて、左の眼瞼下垂もよくなったということです。内視鏡所見では、初診時には上咽頭粘膜の発赤、腫脹、後鼻漏付着と NBI での黒斑が強めに見られましたが、EAT 後には改善していました（図 5-11）。この患者さんはアンケート用紙の裏面に EAT を受けてのご意見を、ご自分で詳細に書いていただいたので、ここにそのまま引用いたします。

①長年の左後頭部から首への片頭痛と張りがなくなった。耳の後ろ付近にあった小豆大のぐりぐりもなくなった。首の可動域が真横ぐらいしか見えなかったのが、ななめ後ろまで見えるようになった。

②左目瞼が 5 年ぐらい前から下垂し、左右の目の大きさが違っていた。治療を受けたところ、2mm ぐらい左瞼が上がり、左右の目の大きさが同じになった。写真を撮ると明らかに左瞼が下がっていたのが同じになり、明るい気持ちになった。また左側の眉じりにあったしわが伸びていた。

③左乳がん温存手術、リンパ郭清後、抗がん剤や放射線治療をした。その後左脇の下は感覚がなく汗もかかなくなっていた。首から脇、

89

左上腕まで張った感じがあった。EAT 後、脇の下の感覚が戻ってきて、衣類で脇がこすれるなどわかるようになった。また左上腕がパンパンに張っていたのがたるむようになった。

④深く眠れるようになった。

⑤舌が少し小さくなった気がする。起きた時、口の中が楽。

⑥左上の歯の間に食べ物が詰まるところがあり、いつも痛いような感じだったが、全く気にならなくなった。

⑦頭や首の痛みへの不安感が消え、とても明るい気分です。

以上、ありがとうございました。

7）耳閉感

上咽頭の側壁には、耳（中耳）とつながる耳管と呼ばれる管の開口部があります。慢性上咽頭炎があると、耳管開口部付近の粘膜が腫れて耳管の狭小（狭くなること）を起こして耳との交通が悪くなるため、中耳との換気がうまくできなくなります。鼓膜は中耳腔が空気で満たされていることによってピンと張っているのですが、換気不良によってこれが陰圧になると鼓膜の張りが悪くなり、耳がこもったような耳閉感を引き起こします。

はぎの耳鼻咽喉科院長の萩野仁志先生は、執筆された本の中で、耳管開放症という病気に EAT が有効であるとしています（文献12）。鼻と耳をつなぐ耳管は普段は閉じていますが、唾を飲んだり、あくびをしたりすることによって開きます。正常であれば、知らないうちに換気されています。とこ

ろが、耳管開放症は普段なら閉じているはずの耳管が開きっぱなしになってしまう状態になります。すると、上咽頭と中耳腔が「筒抜け」の状態となるため、耳がぼーっとこもった感じになったり、自分の声が異常に大きく聞こえたり響いたりする不快な症状を招きます。深くお辞儀をするように頭を下げたり、単に横になったりするだけでも開いている耳管が閉じやすくなるので、そのような姿勢で症状が取れるようであれば耳管開放症であると考えられます。病気やダイエットなどによって急激に体重が減少すると耳管が開きやすくなるため、耳管開放症を起こしやすくなります。この場合は体力をつける漢方薬の服用などで改善することがあります。一方で耳管を開いたり、閉じたりする機能（耳管機能）には交感神経などの自律神経がかかわっているとされています。本書でたびたび説明しているように、慢性上咽頭炎は自律神経の不調をもたらします。したがって慢性上咽頭炎が耳管開放症にかかわっていることも多く、EATによって自律神経機能の改善がはかれれば、耳管開放症も改善する可能性があるのです。

症例：58歳女性

経過：2年ぐらい前から左耳の耳閉感、耳鳴りがあり、脳神経外科で脳のMRI検査を受けましたが、異常ないと言われていました。その後近くの耳鼻咽喉科でEATを月に2回、20回ほど受けましたが治らないと言われていたそうで、歯科医

院の先生から当院を紹介され受診しました。内視鏡検査で、上咽頭正中部にはEATによる経時的白色化現象が見られたものの、周囲粘膜には発赤が認められました。当院でのEATを3回行ったぐらいから耳の不調は改善し、EAT 20回後には耳鳴りが和らぎ、味覚・嗅覚の弱かったのも改善して、体調がだいぶ良くなったということでした。当院初診時とEAT 40回行った約1年半後の内視鏡所見を図5-12、アンケート用紙を図5-13に示します。内視鏡所見では、正中部の経時的白色化現象は同様に見られますが、周囲の発赤が改善して、NBIでは淡い色になっているのがわかります。アンケートでは、耳閉感を含むいろいろな症状の改善が見られます。この患者さんは耳閉感が主訴でしたが、他にも自律神経症状と関

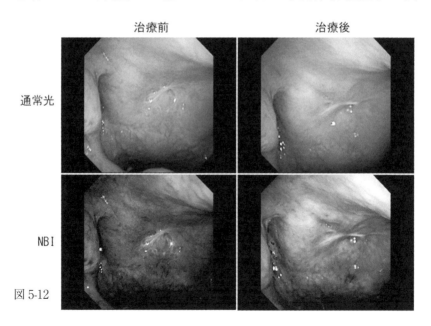

図5-12

第5章　EATの治療成績と症状別の治療症例

連するような倦怠感や頻尿も消失していることがわかります。そして、EATは上咽頭粘膜全体にわたってしっかりと擦過することにより、症状の改善が見込まれることを示している症例だと思われます。

評価法　0：症状なし　1：軽度（軽い症状）　2：中等度（1と3の間）　3：高度（強い症状）

	治療前				治療後			
頭痛	0	①	2	3	⓪	1	2	3
後鼻漏（鼻水が喉にまわる）	0	①	2	3	⓪	1	2	3
鼻づまり	0	①	2	3	⓪	1	2	3
喉の違和感（つまった感じ）	0	1	②	3	⓪	1	2	3
咽頭痛（喉の痛み）	0	1	②	3	⓪	1	2	3
肩こり（首筋のこり）	0	1	2	③	⓪	1	2	3
耳鳴り	0	1	②	3	0	①	2	3
耳閉感（耳がふさがった感じ）	0	1	②	3	⓪	1	2	3
めまい	⓪	1	2	3	⓪	1	2	3
咳	0	①	2	3	⓪	1	2	3
痰	⓪	1	2	3	⓪	1	2	3
その他（　倦怠感　）	0	1	②	3	⓪	1	2	3
その他（味覚・嗅覚の低下）	0	1	②	3	⓪	1	2	3
その他（　ひじの皮疹　）	0	1	2	③	⓪	1	2	3
その他（　頻尿　）	0	①	2	3	⓪	1	2	3

＊その他の症状がありましたら、（ ）に記載いただけると幸いです。
最近の体調として、近い番号に○をしてください。

図 5-13

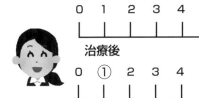

治療を開始して1年半で、症状はほぼ改善した

※アンケート用紙（見やすいように改変）

8) めまい（絵13）

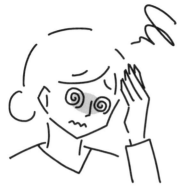

絵13

これまで述べてきたとおり、慢性上咽頭炎では自律神経の乱れが生じます。また慢性上咽頭炎では上咽頭粘膜のうっ血があり、リンパ流路のうっ滞も生じます。脳脊髄液からのリンパ流は、上咽頭を経由して頸部へ循環するとされているため、上咽頭のリンパ流路のうっ滞により脳からの循環が悪くなり、脳機能の不調をきたします。こうした自律神経の乱れや脳機能の不調が、めまいにつながると思われます。慢性上咽頭炎に伴うめまいは回転性ではなく、クラクラするような浮動性めまいを自覚する症例が多くなります。とくに、めまいの他に後鼻漏や喉の違和感などの自覚症状がある場合には、慢性上咽頭炎の存在を考えて内視鏡検査を行い、EATが適応になるか判断して治療しています。

症例：30歳女性

経過：1ヵ月半ぐらい前から、軽いめまいと乗り物酔いやつわりのような嘔気（吐き気）を自覚して受診されました。内視鏡所見では上咽頭粘膜の高度な発赤、腫脹があり、NBIでは黒斑を強く認めました。自律神経症状を示すシェロング検

第 5 章　EAT の治療成績と症状別の治療症例

治療前　　　治療後

通常光

NBI

図 5-14

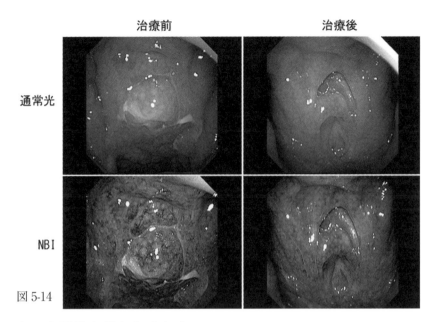

査でも異常が見られました。

　EAT 後には、横にならないとつらかったほどの症状が改善して、めまい・嘔気ともなくなりました。内視鏡所見では、EAT 後に粘膜の腫脹や後鼻漏の付着、NBI での黒斑などの所見が改善していることがわかります。(図 5-14)。

9) 肩こり・首こり（絵 14）

　慢性上咽頭炎は、近くにある頸部の筋肉のこりや張りの原因となります。70 ページの表 5-2 に示したとおり、肩こりも慢性上咽頭炎に伴う症状

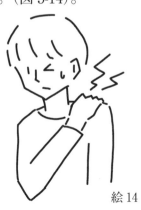

絵 14

としては、頻度の高いものになります。

EATを1回行っただけで「肩が軽くなった」「首を回しやすくなった」とおっしゃる患者さんもいらっしゃいます。

症例：18歳女性

経過：首こり、肩こり、頸部のリンパの腫れ、頭痛などがあり、当院の初診の2年ぐらい前に、整形外科でリハビリ治療を受けていました。他にも舌痛、アトピー性皮膚炎などの症状もあり、慢性上咽頭炎の精査目的に来院されました。内視鏡所見で上咽頭は高度の粘膜の浮腫状の腫脹と発赤が見られました。EATを行ったところ、初回のEAT後、翌朝には

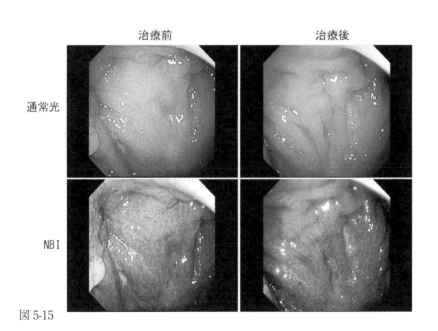

図 5-15

首のこりの調子がよくなったとおっしゃっていました。EAT 10回後には、首こり、肩こりは改善し、頸部のリンパの腫れが小さくなって軟らかくなり、頭痛もよくなりました。またアトピーもきれいになったそうです。内視鏡所見では、EAT 10回後に粘膜の腫れが改善していることがわかります（図5-15）。

10）倦怠感・疲労感

慢性上咽頭炎があると、自律神経の乱れが生じるため、自律神経症状としての倦怠感や疲労感を引き起こします。近年流行している新型コロナウイルス感染症では、その後遺症として日常生活もままならないような強い倦怠感を発症することがあります。こうした新型コロナウイルス感染症症例では、上咽頭の炎症所見が高度になっている症例も多く、EATによる治療効果が期待できます。ここでは、めまいを伴う倦怠感に4年前から悩まされていた患者さんを提示します。

症例：68歳女性

経過：4年ぐらい前から頭痛や頸部の痛みがあり、午前中に犬の散歩に行くと午後には疲労感が強いため、整体院でマッサージなどを受けていました。当院でEATを受けている患者さんからの勧めで受診しました。

EATを開始したところ、1回のEAT後から調子がよくなり、疲労感はなくなりました。また毎日飲んでいた頭痛の

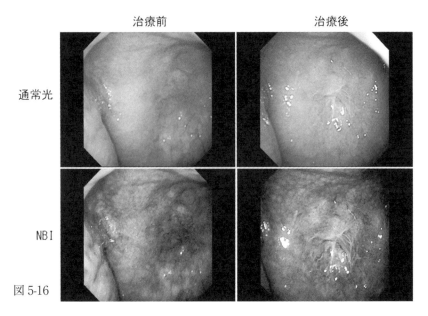

治療前　　　治療後

通常光

NBI

図 5-16

鎮痛剤も飲まなくなったということです。内視鏡所見では、EAT前に見られた粘膜の発赤は改善して、経時的白色化現象が見られています（図5-16）。

11）皮疹

皮疹は上咽頭とは離れた場所に生じるため、慢性上咽頭炎がその要因となっている場合には、第1章3.で解説した病巣疾患にあたります。つまり、上咽頭の炎症から生じたサイトカイン（白血球やリンパ球などから分泌される炎症物質）が血流にのって運ばれ、上咽頭とは離れた場所に病変を生じます。上咽頭に炎症が見られる場合、EATによって慢性上咽頭炎が改善していくことによって、皮疹の改善することがあ

第5章　EAT の治療成績と症状別の治療症例

ります。

　ただ、原因となっている炎症としては慢性上咽頭炎以外にも慢性扁桃炎や歯周病、歯科金属などがあり、また体のどの部分であっても炎症の元があればその原因となり得ます。

　いずれにせよ、病巣疾患であれば炎症の元を治療することによって病変が改善することが期待されます。本章 9) の症例は肩こり・首こりの症状で提示しましたが、記載のとおりアトピー性皮膚炎も改善しました。ここでは、病巣疾患の皮膚病としては代表的な掌蹠膿疱症の患者さんを提示いたします。

症例：74 歳女性

　経過：10 年ぐらい前から掌蹠膿疱症と診断されていましたが、内服薬（チガソン）で脱毛・骨痛・爪の割れなどの副作用があるため中止されていました。内視鏡検査では高度の上咽頭炎の所見が見られたため EAT を開始したところ、EAT 10 回後には上咽頭粘膜の発赤、腫脹はやや改善し、手のひらの皮疹もかなり改善しました（図 5-17, 図 5-18）。

　この患者さんは初診時から 5 年以上経過していますが、現在も 1 ヵ月に 3 回ほど EAT を継続されています。

12）発熱（微熱）

　慢性上咽頭炎の患者さんでは、だらだらとした微熱の続くことがあります。やはり上咽頭からの炎症物質が血流に乗っ

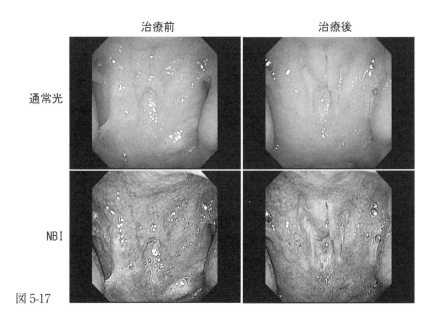

図 5-17

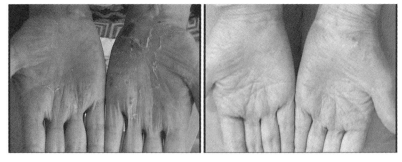

図 5-18

て、間脳にある視床下部という体温中枢に運ばれることで生じている可能性があります。慢性上咽頭炎が原因となっている場合、EAT により発熱（微熱）の改善が見込まれます。

第5章　EATの治療成績と症状別の治療症例

症例：47歳女性

経過：2ヵ月前からの微熱と、汗が出にくくて困っているという症状があり、複数の内科受診を経てから堀田先生の本を見て受診しました。後鼻漏の症状があり、風邪がきっかけではないかと話しておられました。内視鏡所見としては比較的軽度の発赤を認める程度でしたが、EATを開始して約1ヵ月後、8回終了した時点で微熱はなくなり、汗も出るようになりました。EAT 16回終了時点ですごく調子よくなったとおっしゃっていました。EAT 10回後の内視鏡所見では発赤や腫脹はやや改善して、後壁に経時的白色化現象が見られていま

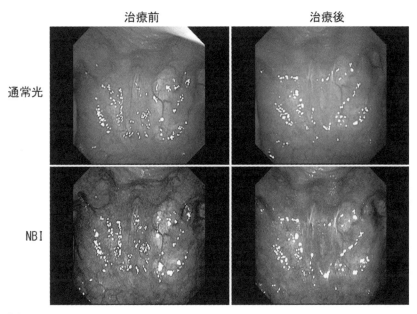

図5-19

す（図 5-19）。

13）蛋白尿、血尿陰性化

慢性上咽頭炎の病巣疾患として、慢性の経過をとる腎臓病があげられます。堀田先生が EAT に取り組むきっかけとなった IgA 腎症やネフローゼ症候群の他、血尿やたんぱく尿など、尿所見に異常を認める腎臓病などがあげられます。慢性上咽頭炎が病巣疾患の原因となっている場合は、EAT による改善が期待できます。ここでは 2 例提示しますが、1 例目は IgA 腎症、2 例目は紫斑病性腎炎の患者さんです。

症例 13)-1：40 歳女性

経過：約 1 年前に大学病院腎臓内科で腎生検（病理診断の検査）を受け、活動性の高い IgA 腎症と診断されて扁桃摘出＋ステロイドパルス療法（大量投与）を受けました。しかし血尿が持続しており、慢性上咽頭炎の所見を認めたため同院で EAT を 3 回受けたのち、当院での加療を希望されて紹介受診されました。約 9 ヵ月後の EAT 20 回後には、粘膜の腫脹が改善して平坦化しました（図 5-20）。その約 1 年後からは尿潜血（血尿）も陰性化し、体調もいいということで現在も通院を続けていらっしゃいます。

症例 13)-2：35 歳男性

経過：8 歳から紫斑病性腎炎に罹患し、21 歳ごろ扁桃摘出

第5章　EATの治療成績と症状別の治療症例

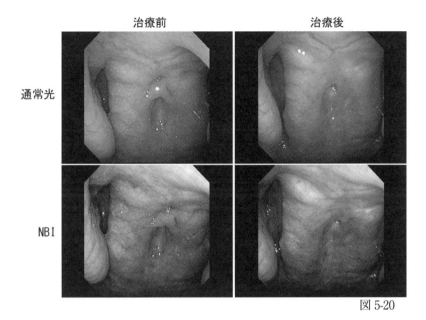

図5-21

術＋ステロイドパルス療法にて寛解していましたが、27歳時にA型インフルエンザに罹患後、血尿、蛋白尿が再発しました。ご自身で鼻うがいを行っていましたが、慢性上咽頭炎の精査、加療を希望して受診しました。

　内視鏡所見で上咽頭粘膜の発赤・腫脹とNBIで顆粒状変化を認め、EATにて比較的多量の出血が見られました。その後EATを継続しながらステロイドパルス療法を3クール受けられました。ステロイド投与は徐々に量を減らしながら中止の方針になっています。約9ヵ月後のEAT 20回後には上咽頭粘膜の経時的白色化現象が見られ、腫脹と顆粒状変化も改善しました（図5-21）。3ヵ月後には血尿、蛋白尿は陰性化し、初診から1年後も寛解を維持しています。

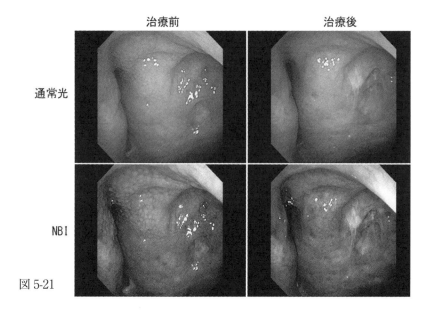
図5-21

14) 過敏性腸症候群に伴う腹痛

慢性上咽頭炎は、おなかの症状もきたすとされています。過敏性腸症候群とは、とくに消化器の疾患がないにもかかわらず、腹痛と便秘、また下痢を慢性的に繰り返す病気です。主な原因は、ストレス、不安、抑うつなどの心理的要因や自律神経の失調とされています。繰り返し述べているように、慢性上咽頭炎は自律神経の乱れを生じることから、こういった疾患の原因となることがあると思われます。ここに示すように、EATが有効な患者さんもいらっしゃいます。

症例14：26歳男性

経過：2.3年前から後鼻漏や鼻と喉の間（上咽頭）の違和感

第 5 章　EAT の治療成績と症状別の治療症例

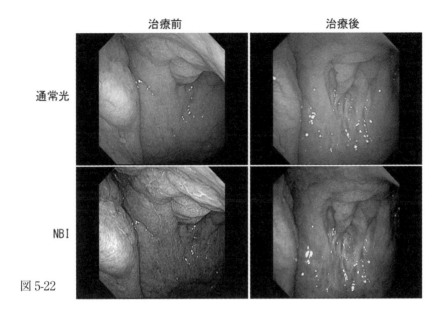

治療前　　　　治療後

通常光

NBI

図 5-22

があり、1 年ぐらい前から近くの耳鼻咽喉科で去痰剤等の投薬を受けていましたが、改善しないため受診しました。過敏性腸症候群に対する投薬を受けており、頭痛や肩こりといった症状もありました。EAT 20 回後には腹痛は消失し、後鼻漏や頭痛も改善を認めました。図 5-22 は EAT 30 回後の内視鏡所見ですが、粘膜の腫脹がひいてシャープな感じとなっており経時的白色化現象も見られています。

15）不眠、イライラ、うつ（絵 15）

慢性上咽頭炎による自律神経の乱れは、さまざまな精神症状を引き起こします。ここに示す患者さんは、不眠やうつ、不安といった精神症状があり、当院にいらっしゃる前に 4 か

所の内科や精神科の受診を経ていました。強い上咽頭炎を認めたためEATをしたところ、大変良くなられています。

症例15：62歳女性

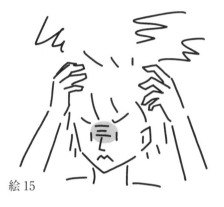
絵15

経過：約6年前からの不眠やイライラ、気分の落ち込みなどがあり当院を受診しました。睡眠薬を服用されていました。喉がイガイガする症状もありました。内視鏡検査では上咽頭粘膜の腫脹が強く後鼻漏の付着があり、NBIでは黒斑も見られま

図5-23

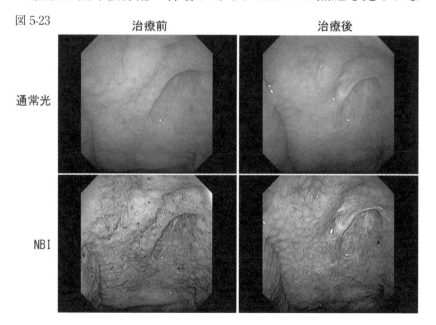

第 5 章　EAT の治療成績と症状別の治療症例

した。EAT 10 回後には、各症状、内視鏡所見も改善しました。図 5-23, 24 に内視鏡所見とアンケート用紙を示します。内視鏡所見では、黒斑が改善し、経時的白色化現象が見られています。アンケート用紙では、不眠、イライラ、記憶力低

評価法　0：症状なし　1：軽度（軽い症状）　2：中等度（1と3の間）　3：高度（強い症状）

	治療前				治療後			
頭痛	0	①	2	3	⓪	1	2	3
後鼻漏（鼻水が喉にまわる）	⓪	1	2	3	⓪	1	2	3
鼻づまり	⓪	1	2	3	⓪	1	2	3
喉の違和感（つまった感じ）	0	1	②	3	⓪	1	2	3
咽頭痛（喉の痛み）	⓪	1	2	3	⓪	1	2	3
肩こり（首筋のこり）	⓪	1	2	3	⓪	1	2	3
耳鳴り	0	①	2	3	0	①	2	3
耳閉感（耳がふさがった感じ）	0	①	2	3	⓪	1	2	3
めまい	⓪	1	2	3	⓪	1	2	3
咳	⓪	1	2	3	⓪	1	2	3
痰	⓪	1	2	3	⓪	1	2	3
その他（　　不眠　　）	0	1	2	③	⓪	1	2	3
その他（　　イライラ　　）	0	1	2	③	⓪	1	2	3
その他（　　記憶力　　）	0	1	2	③	⓪	1	2	3
その他（　　　　　　）	0	1	2	3	0	1	2	3

＊その他の症状がありましたら、（）に記載いただけると幸いです。
最近の体調として、近い番号に○をしてください。

図 5-24

（絶好調）　治療前　　　　　　　　　　　　　　　　　　　　（絶不調）

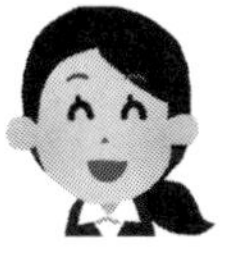

0　1　2　3　4　5　6　⑦　8　9　10

治療後

⓪　1　2　3　4　5　6　7　8　9　10

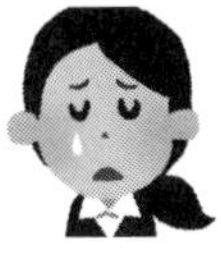

10 回の EAT 治療で、症状はほぼ改善した

※アンケート用紙（見やすいように改変）

下などの精神症状が改善したことがわかります。体調を示す
NRS では 0（絶好調）になっていました。

4. 新型コロナウイルス感染症に伴う後遺症症状

　新型コロナウイルス感染症は、2019年12月初旬に中国で第一例目の感染者が報告されてからわずか数ヵ月ほどで、パンデミックと言われる世界的流行になりました。その後、新型コロナウイルスは変異を繰り返して、当初より重症化率は低くなったもののより感染しやすくなり、2025年現在でも流行がおさまっていません。

　新型コロナウイルスの大きな問題点は、感染後の罹患後症状（いわゆる後遺症）を引き起こすことがある点です。新型コロナウイルスに罹患した後に、感染性は消失したにもかかわらず、他に原因が明らかでなく、罹患してすぐの時期から持続する症状、回復した後に新たに出現する症状、症状が消失した後に再び生じる症状の全般をさしています。代表的な罹患後症状は、疲労感・倦怠感、関節痛、筋肉痛、咳、喀痰、息切れ、胸痛、脱毛、記憶障害、集中力低下、頭痛、抑うつ、嗅覚障害、味覚障害、動悸、下痢、腹痛、睡眠障害、筋力低下などがあります。

　本書でも何度か示しているとおり、新型コロナウイルス感染症の診断としてのPCRや抗原検査を行う際には、上咽頭粘膜から検体を採取します。つまり、新型コロナウイルスは上咽頭で増殖して上咽頭局所に強い炎症を引き起こします。新型コロナウイルス感染症後遺症として受診された患者さんに内視鏡検査を行ってみると、ほぼ全例に上咽頭の炎症所見が

109

見られます。本書第1章3. に記載したとおり、慢性上咽頭炎患者さんではさまざまな身体症状を示しますが、そこで示した各症状と新型コロナウイルス罹患後症状とでは、多くの症状が重複していることがわかります。したがってEATの作用機序で説明したとおり、増悪した上咽頭の炎症の消炎、瀉血、自律神経への刺激をはかることによって、これらの症状の改善が期待できることになります。

　新型コロナウイルス後遺症に積極的に取り組んでいらっしゃる内科医で、ヒラハタクリニック院長の平畑光一先生は、生活指導、漢方薬などの薬物療法に加えて、EATを受けられるよう患者さんに説明しています。平畑先生によると、上記新型コロナウイルス感染症後遺症としてあげられる症状では、**脱毛以外の諸症状に対して、EATによる治療効果が期待できる**と話されていました。当院にも、ヒラハタクリニックに通院しながらEATを受けに来院されている患者さんが複数いらっしゃいます。ここで、実際にEATを行った症例をあげます。

　また第7章の「患者様の声」の中にも、新型コロナウイルス感染症後遺症に対してEATを行い、職場に復帰された患者さんを紹介しましたので、ご覧いただければと思います。

1）新型コロナウイルス感染症後遺症症例

症例4-1：72歳女性：倦怠感、頭痛が消失

図 5-25

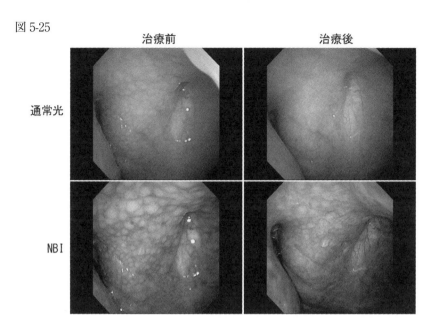

経過：約1年半前と1年前に新型コロナウイルス感染症に罹患。その後倦怠感、頭痛、痰などが持続するとして受診されました。内視鏡検査ではNBIでの粗大な顆粒状変化を認めました。EATを開始したところ、EATを20回終了した時点で倦怠感、頭痛はなくなり、後鼻漏や痰の症状も軽度となりました。内視鏡所見では粘膜の腫脹が軽減して、顆粒状変化の改善したことがわかります（図5-25）。

症例 4-2：62歳男性：1年近く続いた舌のしびれ、喉の渇き、むせこみが改善

経過：約11ヵ月前に新型コロナウイルス感染症に罹患。以後舌のしびれ、味覚低下、喉の渇きなどが続き、水分が手放

図 5-26

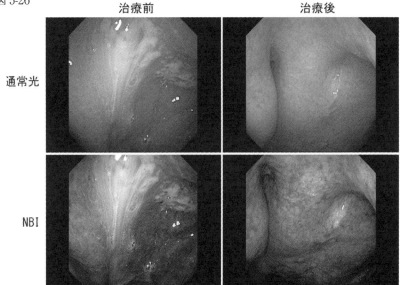

せない、むせこむことが多いなどの症状で受診しました。初診時内視鏡所見では後鼻漏の付着が高度で、EATにて多量の出血が見られました。EATを開始したところ各症状の改善を認め、EAT 20回後の内視鏡所見では後鼻漏は消失し、発赤や腫脹も改善しました（図5-26）。

症例4-3：47歳女性：咳、息苦しさ、嗅覚障害から解放された

経過：初診の約1ヵ月前に新型コロナウイルス感染症に罹患。その後嗅覚がなくなり、咳が続いていて息苦しいとして来院されました。また初診日の3日ぐらい前には微熱も出たということでした。内視鏡所見では、上咽頭粘膜の発赤、腫

第5章　EATの治療成績と症状別の治療症例

図5-27

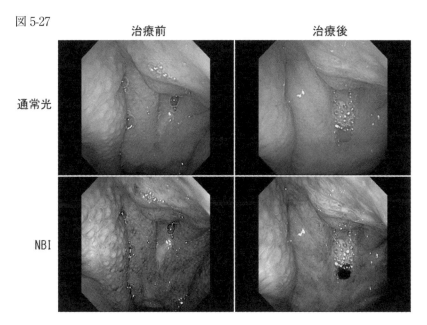

脹が強く、NBIでは黒斑と顆粒状変化も強く見られました。EAT 10回後には、内視鏡所見はかなり改善しました（図5-27）。EAT 20回後には咳、息苦しさ、嗅覚障害は完全になくなりました。

2) 新型コロナワクチン接種後症例

　新型コロナウイルスに対するワクチン接種が行われてきました。このワクチン接種後に、新型コロナウイルス感染症後遺症と類似したような体調不良をきたす患者さんがいらっしゃいます。新型コロナウイルスワクチン接種後には、比較的高い頻度で発熱などの副反応を生じますが、おそらくワクチンに対する過剰な免疫反応が体調不良につながっていると

113

考えられます。これらワクチン接種後の不調にも、EAT が有効であるという報告が見られます。当院での症例を提示いたします。

症例 4-3：54 歳女性：新型コロナワクチン接種後の鼻づまり、睡眠障害が改善

経過：約1ヵ月前に新型コロナワクチン接種を受けたところ、3日後ぐらいから鼻づまりを生じ、よく眠れなくなったとして約3週間後に受診しました。内視鏡検査では上咽頭粘膜の発赤、腫脹が強く、NBIでは黒斑を高度に認めました。EAT 10回後には内視鏡所見は著明に改善して（図5-28）鼻づまりも良くなり、夜も眠れるようになりました。

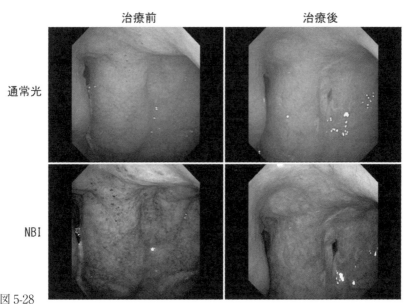

図 5-28

第6章　セルフケア

慢性上咽頭炎に対する治療の第一選択はEAT^{イート}とされています。しかし、EATはその処置に痛みを伴うことから、患者さんの中にはEATを受けられることを躊躇される方や、痛みのためEATを断念される方もいらっしゃいます。けれども、EATに伴う痛みは炎症の程度が強い程強く感じられる傾向にあり、EATを続けることにより炎症が改善していくと、EATの痛みも軽減していくことが期待されます。また処置に対する「慣れ」のような現象も期待できますので、可能であれば頑張ってEATを続けていただければと思っています。

　一方で、歯科医師である中島 潤子先生は口呼吸が慢性上咽頭炎を引き起こすため、その治療に取り組まれていますが、中島先生自身はEATを行っていません。しかし、これからお示しする「鼻うがい」、「マウステーピング」、「梅エキスの点鼻」の３つを、慢性上咽頭炎が改善するための「上咽頭ケア」として情報発信をされています。慢性上咽頭炎に対する、EAT以外の治療方法として考えることもできますが、むしろEATにこのようなセルフケアを加えることによってEATの治療効果を上げることが期待できます。当院ではEATを行っている患者さんに、これらの治療方法についてもご案内していますが、生理食塩水による「上咽頭洗浄」は安価で痛みもなく、手軽に行うことができるので、原則としてEATを受けられる患者さん全員に生理食塩水を買っていただき、「上咽頭洗浄」を行ってもらいながらEATを行っております。

第 6 章　セルフケア

1．上咽頭洗浄、鼻うがい

　堀田修先生は、2011 年に発刊した「病気が治る鼻うがい健康法」（文献 5）の中で、セルフケアとしての「鼻うがい」を取り上げられました。

　当時示された「鼻うがい」は、生理食塩水約 5ml を点鼻容器で鼻から注入する方法で、現在では「上咽頭洗浄」とされています。私の医院では、現在でもこの方法でのセルフケアを患者さんにお勧めして、行ってもらっています。

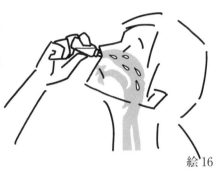

絵 16

1）上咽頭洗浄（絵 16）

　患者さんには 300ml の生理食塩水を購入（現在当院では 300 円で販売）してもらい、専用のスポイトのような点鼻容器をお分けしています（図 6-1）。同様の容器は、100 円ショップなどで売られているようです。

　その容器の半分（約 5ml）ぐらいに生理食塩水を移し、顔を 60 度ぐ

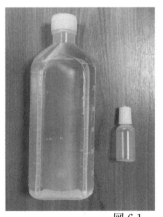

図 6-1

らい上げた姿勢で、左右片方ずつの鼻から生理食塩水を注入します。

　上咽頭を通った生理食塩水は咽頭（喉）のほうに流れてくるので、それを口から吐き出すのですが、薄い少量の食塩水ですから、そのまま飲み込んでしまっても問題はありません。

　これを1日に2〜3回行います。単純計算で、1日3回行うと、300mlの生理食塩水で20日間ほど持ちます。1ヵ月で500円ほどの費用ですので、非常に安価で効果的な方法です。

　注意点として、注入した生理食塩水が上咽頭から耳へとつながる耳管に入ってしまうと、耳閉感を起こしたり、中耳内に水のたまる滲出性中耳炎を引き起こしたりすることがあるので、注入する際には顔を左右に傾けず、まっすぐな姿勢で行ったほうがいいと思います。仮に耳閉感や滲出性(しんしゅつ)中耳炎が起こっても自然治癒が期待できるので、症状が改善するまでは上咽頭洗浄を中断したほうがいいでしょう。

2）鼻うがい

　片方の鼻から比較的多量の生理食塩水を入れ、反対の鼻から出して洗い流す方法です。うまくできるようになるまで多少の実地訓練が必要になります。現在では専用の市販されたキット（サイナス・リンス〈図6-2〉など）が市販されており、添付の塩化ナトリウ

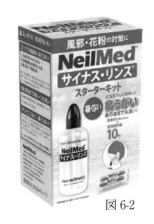

図6-2

第6章　セルフケア

ム（食塩）を水で溶かした溶液を使用します。

2. マウステーピング（絵17）

　第1章でも書いたとおり、**口呼吸は慢性上咽頭炎の原因として重要**です。口呼吸を改善させる目的として、就寝時に口にサージカルテープを貼る「マウステーピング」をお勧めしています。使用するテープは、薬局やドラッグストアなどで販売されているサージカルテープでいいのですが、その場合、唇が荒れてしまう方もいます。

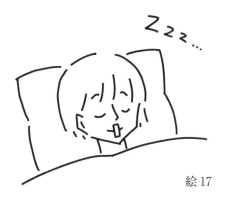

絵17

　そこで当院では、優肌絆という肌に優しく、角質をほとんどはがさない材質の「口とじテープ」（図6-3）という製品を勧めています。このテープははがす時も痛くなく、かぶれにくいため好評です。1本880円（2025年3月時点）で販売していますが、本製品を5cmぐらいに切って（手でまっすぐに切ることができます）、縦に1本貼るだけですので、毎晩使用

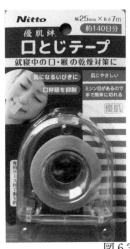

図6-3

しても３ヵ月以上持つため経済的でもあります。

　テープ幅は唇におさまるので、完全に口をふさいでしまうわけではありません。最初のうちは寝ている間に無意識にはがしてしまったりするかもしれませんが、毎日使用することで慣れてくると思います。マウステーピングには、以下に示すようなさまざまな効用が期待されます。

　・慢性上咽頭炎治療効果の向上のため
　・とくに朝方に口・喉が乾燥する方
　・いびき、睡眠時無呼吸、睡眠障害、夜間頻尿のある方
　・虫歯、歯周病、口内炎予防
　・日常的に倦怠感・疲労感のある方
　・高血圧、糖尿病、皮膚疾患（アトピー、乾癬、掌蹠膿疱
　　症など）など

3. 梅エキスの点鼻

　上咽頭を洗浄するのに、私は古くから炎症を抑える働きがあるといわれている「梅のエキス」を使用した製品を勧めています。（商品名・ミサトールリノローション〈アダバイオ〉など）。

　これは、梅由来抽出化合物（梅エキス）を使用した、鼻うがい（上咽頭洗浄）用製品です。梅エキスがしみ込んだ洗浄剤に、専用のスポイトで水を含ませ、これに軽く押し当てる

第6章　セルフケア

ように再度吸い込んだ梅エキスを点鼻します。仰向けで少し顔を後ろにそらせた姿勢で、左右の鼻腔から上咽頭に溜まるように注入し、そのままの姿勢を5分間保ちます。治療の場合はこれを1日に2回行います。

1.で示した上咽頭洗浄や鼻うがいを併用する場合は、梅エキスが流れてしまわないように、先に上咽頭洗浄や鼻うがいを行ってから梅エキス点鼻を行います。

4. 口の体操（あいうべ体操）(絵18)

これも口呼吸の改善が期待できるとされています。口輪筋を柔軟にし、舌の位置を正常化させ、自然に鼻で呼吸できるようになるとされています。専用の器具などは必要ないセルフトレーニングです。1日30回を目標に行います。

やり方は以下のとおりです。
① 「あ〜」と口を大きく開け、1秒キープ
② 「い〜」と思い切り口を横に広げ、1秒キープ
③ 「う〜」と唇をとがらせて大き

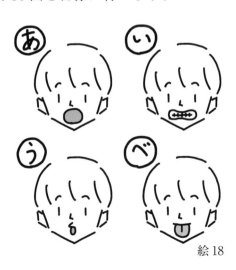

絵18

く前に突き出し、1秒キープ

④「べ〜」と舌を大きく前下方に伸ばすように出し、1秒
キープ

これを10回行います。
1日3回行うことが目標です。

第7章　実際のEAT治療症例について

1. 他院のEATで改善が悪かったがよくなった症例

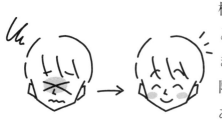
絵19

EAT(イート)を行っている医療機関は、堀田先生の活動などもあって徐々に拡がってきています。ときどき、他院でEATを受けたものの、あまり良くならないという患者さんが受診され、内視鏡検査をしてみると炎症所見の残っていることがあります。なかには当院でEATを行うことによって、内視鏡所見と並行して症状の改善する患者さんがいらっしゃいます。前述したように、EATの治療効果を高めるためには、上咽頭粘膜全体をしっかりと擦過することが重要かと思われます。しかし、逆にただ暴力的に強くこすればいいというわけではありません。適度な力で、処置不足となりやすい上方や側方などを意識して擦過する必要があります。ここでは他院でEATを受けたものの、症状の改善が今ひとつでしたが、当院でのEATで改善した患者さんを提示致します。

症例1：37歳女性：喉の奥のひりひり感、熱を持つ感じが改善

経過：初診の3年前から喉の奥がひりひりして熱を持つ感じがあり、近くの耳鼻咽喉科でEATを受けていましたが、

第 7 章　実際の EAT 治療症例について

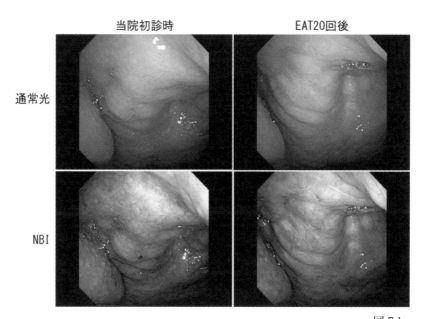

図 7-1

完治しないということで受診しました。内視鏡検査では上咽頭粘膜の腫脹が強く、当院で EAT を行ったところ腫脹はかなり改善しました。喉のひりひり感はなくなって調子のいい時もあるということですが、まだだるさを感じることもあるということで現在も通院されています。当院初診時と当院 EAT 20 回後の内視鏡所見を図 7-1 に示します。上咽頭粘膜上方（天蓋）の腫脹がかなり改善していることがわかります。

症例 2：48 歳女性：新型コロナウイルス罹患後の倦怠感、喉の違和感、息苦しさが改善

初診の 3 ヵ月半ぐらい前に新型コロナウイルスに感染した

125

後、3ヵ月ぐらい前から倦怠感、喉の違和感、息苦しさなどの症状があり、2ヵ月ぐらい前から近くの耳鼻咽喉科でEATを14回受けました。しかし、まだ症状が続くとして当院を受診しました。内視鏡検査では上咽頭粘膜の腫脹が見られ、NBIでは顆粒状変化が強めに見られました。当院でEATを開始したところ、EAT 10回後にはかなり外出できるようになり、EAT 20回後には買い物などには行かれるようになったということでした。EAT 30回後ぐらいには息苦しさがなくなったため、投与していた漢方薬を中止しました。EAT開始後3ヵ月ぐらいで仕事に復帰することができました。EAT 40回後の内視鏡所見では、上咽頭粘膜の腫脹が改善してシャープな感じとなり、顆粒状変化はごくわずかになり、経

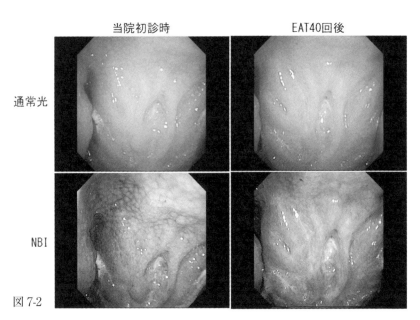

図7-2

第7章　実際のEAT治療症例について

時的白色化現象も見られてかなり改善しました（図7-2）。

症例3：70歳女性：後鼻漏、鼻の奥の痛みなどが激変した

1年前からの鼻水、後鼻漏、鼻の奥（上咽頭）の痛みなどがあり、他院耳鼻咽喉科で慢性上咽頭炎と逆流性食道炎としてEATおよび投薬を受けていました。EATは約7ヵ月間、月に2回受けていました。その後骨折などもあって治療を中断していましたが、中断後約5ヵ月後に当院を受診されました。副鼻腔CTでは、副鼻腔粘膜のごく軽度の粘膜の腫れのみ見られました。内視鏡検査では上咽頭粘膜の発赤と後鼻漏・痂皮付着が、NBIでは黒斑や顆粒状変化も見られ、EATで多量に出血しました。

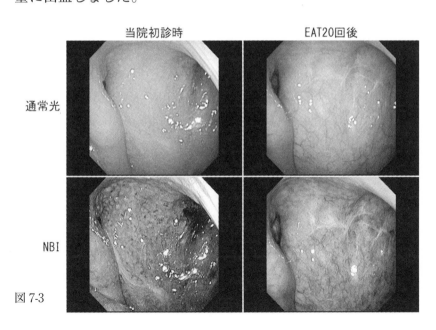

図7-3

EAT 10回後には「激変した、ものすごくよくなった！」とおっしゃっていました。内視鏡所見もかなり改善していましたが、少量の痂皮付着が残っていました。EAT 20回後には、内視鏡所見はほぼ正常化して経時的白色化現象が見られました（図7-3）。約2年後には症状が改善したため、現在は月に1度のEATでよい状態を維持しています。

2. 患者様の声

当院でEATを受けられた何人かの患者さんに、EATを受けられたご感想やご意見を書いていただくようお願いしました。皆様には快くお引き受けいただきました。拝読してみると、EATの効果に改めて驚かされる内容が多くありました。ご協力いただきましてありがとうございました。以下ご意見を紹介させていただきます。

1）大町美子さん（仮名）40歳女性

「副鼻腔炎による頭痛に悩まされていたのがよくなった。」

経過：1年7ヵ月前の産後から、副鼻腔炎を繰り返しており、転居前の耳鼻咽喉科で抗生剤等の投与を受けていました。その後も右鼻の奥の痛み、右側の頭痛、右鼻の悪臭が続くとして当院を受診されました。初診時に副鼻腔CTを行ってみたところ、副鼻腔に陰影はなく、副鼻腔炎は否定されました。内視鏡検査で上咽頭の炎症所見は中等度以下程度でしたが、右側の側頭部痛があるため右下鼻道天蓋の擦過を含むEAT

第7章　実際のEAT治療症例について

を開始してみました。初回のEAT翌日には倦怠感が強くなったものの、2日後にはすっきりしてこめかみの痛みもなくなりました。EAT 10回後には頭痛、鼻のにおいも改善し感冒の反復もなくなったということでした。現在もEATを継続されていらっしゃいます。

患者様の声

産後から繰り返す副鼻腔炎に悩まされ、頭痛が酷くなってきた頃、EATを受けました。1,2回目の治療後は嘔気と目眩が起き、ゼリー状の鼻水がたくさん出て少し楽になりました。

ところが数日経つと、とても酷かった頭痛が嘘の様に消え驚きました。続けていくと、症状は明らかに改善し、抗生物質漬けだった生活が一変しました。

鎮痛薬が効かず、いつも右のこめかみを押さえて痛みを紛らわせていた日々が今では信じられません。

2）中岡あゆみさん（仮名）59歳女性：
「気分の落ち込みがなくなり、気力が戻った」

経過：22歳のころに副鼻腔炎の手術歴があり、30歳代から花粉症になっていました。数年前から常に喉の奥が痛く、血の混じった膿の塊が出る症状があるため近くの耳鼻咽喉科を受診したところ、アレルギー性鼻炎として抗アレルギー剤などの投薬を受けました。その後某大学病院耳鼻咽喉科を受診しましたが、副鼻腔CTで問題はなく、やはりアレルギー性

129

鼻炎と言われたそうです。他には下を向くと左の鼻がしみる、舌がしびれるなどの症状もありました。

　内視鏡検査で、上咽頭粘膜の発赤、後鼻漏、痂皮の付着などの所見があり、高度の上咽頭炎と診断しました。EAT 10回後には喉の痛みはなくなり、膿も出なくなってだいぶ良くなったということでした。内視鏡検査で上咽頭の発赤や腫脹はかなり改善していました。この患者さんは初診から8年以上経過していますが、現在も定期的にEATに通われています。

　下記の「患者様の声」を拝見して、他にも気分の落ち込みや体力の低下なども自覚されていたことがわかりました。慢性上咽頭炎という病気の認識がないと、大学病院でも見逃されることになってしまいます。

患者様の声

　老親の介護が終わってホッとした頃、不眠に襲われ、気分も塞ぐことが多くなり、介護後うつということで暫く心療内科にて治療を受けていました。その後、胃腸の調子も悪くなり、逆流性食道炎に罹り、胸のつかえ、喉のヒリヒリ感、空咳も自覚するようになり、年々薬の量が増えていきました。風邪をひいてもなかなか治らず、血の付いた粘性の痰が頻繁に出るようになりました。若い時に副鼻腔炎の手術をしたこともあり、悪い病気ではと不安になり、大学病院に行って検査をしていただきましたが、結果は異常なしでした。

　しかし、相変わらず症状は治まらず、インターネットで「慢性上咽

頭炎」という言葉を見つけたとき、私の病気はこれに違いないと確信し、大野耳鼻咽喉科さんにお世話になりました。治療はとても痛いのですが、数日経つととてもスッキリして気分さえも明るくなり、逆流性食道炎の症状であるゲップや、胸やけの症状も軽くなってきました。何より気分の落ち込みがなくなり、以前のように気力が戻ったことが一番嬉しいです。上咽頭炎が、いろいろな病気の引き金になるとは思いもしませんでした。まだまだ完治とはいきませんが、これからも定期的に治療をしていきたいと思っています。

3) 斉藤弥栄子さん（仮名）60 歳女性：
「自律神経失調症のさまざまな症状が改善した」

　経過：10 年以上前から、下肢の冷え、不眠、便秘・下痢の反復、左耳の違和感、右眼の痛みなど自律神経失調症の症状を自覚していましたが、約 10 ヵ月前に新型コロナウイルスに感染してから、喉の痛み、頭痛、声がれ、後鼻漏などの症状が増悪したため、ホームページを見て慢性上咽頭炎ではないかとして受診されました。内視鏡所見では上咽頭粘膜の発赤が強く、NBI で黒斑や顆粒状変化も見られました。EAT 10 回後にはおなかの症状が良くなり、食欲も出てきたということです。頭痛やのどの痛みもなくなりました。EAT をしていると症状が楽ということで、現在も通院されていらっしゃいます。

　患者様の声

10年ほど前から自律神経失調症でさまざまな症状があったのですが、約1年前コロナに罹った後にそれらの症状が重症化し、友人の紹介で通院治療を始めました。

　当初はさまざまな症状があり困っていましたが、EATを続けたお陰で今はほとんどの症状が改善しました。上咽頭が自律神経を司る部分であることを知り、不調の原因がここにあるとわかって納得！　嬉しかったです。

　EATは痛い治療ですが、明らかに症状が改善することを実感できるので、頑張ることができました。私のような症状で困っている人にこのEAT治療が広く知られますようにと願いつつ、紹介してくれた友人と大野耳鼻咽喉科の先生、スタッフの皆様に心から感謝申し上げます。

4）小田聡さん（仮名）79歳男性：「後鼻漏に悩み続け、どの病院でも治らないと宣告されたが、完治を目指したい」

　10年ぐらい前から夜中にむせて起きてしまうことがあり、5〜6年前からは2時間おきに起きる症状がありました。近くの耳鼻咽喉科や大学病院なども受診しましたが、どこに行っても治らないと言われていました。患者さん自身がインターネットでBスポット療法（EAT）が効果的ではないかとの情報を見られ、当院を受診されました。

　内視鏡所見で、上咽頭粘膜には中等度以上の発赤や腫脹があり、後鼻漏の付着も見られました。EAT3回後には「かなり良くなった」とおっしゃっていました。EAT20回後には、

第7章　実際のEAT治療症例について

上咽頭粘膜の炎症所見はかなり改善しました。その後も症状は少し残っていますが、現在も通院されています。

患者様の声

　私は現在80歳です。60歳後半から後鼻漏に悩み続けて、都内の耳鼻咽喉科、大学病院で治療を受けましたが、症状は悪くなるばかりでした。ある大学病院ではアレルギー検査、頭部及び肺のＣＴ検査などをしましたが、原因が不明で、2年くらい治療を続けていると、「この病気は日本のどこの病院でも治らない」と宣告されてしまいした。困り果てた末に、治療方法をネットで調べると上咽頭炎の「Ｂスポット療法」が効果的だと言うことが解かりました。治療時に「痛みが伴う」との記載があり、暫く躊躇していましたが、睡眠不足が激しくなり、「大野耳鼻咽喉科」を訪ねることにしました。初回の治療は強烈な痛みがありましたが、治療の効果は絶大でした。

　一回の治療で、流れるように出ていた鼻水は断続的になり、治療した夜は熟睡することができました。今までの治療は効果が無かったので信じられないくらいでした。治療時の痛みは、2回目以降は、大分和らぎました。現在、治療開始から3ヵ月たちます。まだ、鼻水が喉に断続的に出て来ますが、これからも治療を続けて、完治を目指したいと思います。十数年かかり、この治療方法にたどり着きましたが、もっと広範囲の医療機関で治療できるようになるとよいと考えています。また、更に効果的な治療薬の開発を望んでいます。

5）谷川佳乃さん（仮名）53歳女性：「後鼻漏の他に関節痛

や首の湿疹もよくなった」

　10年以上前から後鼻漏があり、2年前の夏には肘の痛みや膝関節炎の症状がありました。内視鏡検査で高度の慢性上咽頭炎の所見があり、EATを開始しました。EAT10回後には後鼻漏はすごく減って、右足首の関節炎が治ったとおっしゃっていました。内視鏡検査でも炎症所見の改善が見られました。EAT 20回後には、各症状がすっかり良くなり、内視鏡所見もさらに改善が見られました。現在も通院されています。

患者様の声

　EATを初めて受けた時は激痛でびっくりしました。治療箇所が脳に近いせいなのか、何なのか心臓がすごくドキドキして、座っているのもつらいくらいでした。「症状が悪いほど痛いし、出血もする」と教えていただいていましたので、「毎回この痛みがしばらく続くのか」と思うと、とても気が重く感じました。けれども頑張って通院した結果、今はEATを受けても血も出ませんし、施術を受けたときの痛みもほんの少しです。

　後鼻漏はすっかりなくなりました。毎朝出ていた黄色の痰も、もうしばらく見ていません。そのほか、膝関節痛で整形を受診して検査を受けましたが、リウマチは否定されて、「とてもきれいな膝関節」と言われました。けれども、膝の痛みは続いていたので悩んでいました。その膝痛も原因不明の首の湿疹も、EATを受けたらすっかり消えました。大野先生ありがとうございました。

6) 重畑元美さん（仮名）54歳女性：「2年前には寝たきりだったリウマチの痛みから解放された」

　慢性関節リウマチによる痛みのため、当院初診の2年前には寝たきりだったということです。1年ぐらい前に風邪をひいたあと後鼻漏があり、痰や咳が出ていました。「リウマチにBスポット療法（EAT）が有効」という情報を本でご覧になって、当院を受診されたしだいです。

　内視鏡検査では、上咽頭粘膜はむくみを伴った腫脹があり、充血も強めに見られました。初診時にEATを行ったところ多量の出血がありました。EAT 10回終了時には、「リウマチの調子は良くなった」とおっしゃっており、上咽頭粘膜の腫脹もかなり改善して、経時的白色化現象も見られました。その後、不定期に通院されていましたが、EAT開始後5年目ぐらいでずいぶん楽になったということでした。リウマチに対する治療効果は、EATの病巣疾患としての作用によるものです。

患者様の声

「リウマチにBスポット治療がいい」と知り、ネット検索で大野耳鼻咽喉科を見つけて通うようになりましたが、口呼吸が癖だった私は、初めの頃、拷問のような痛みと出血で治療後は、ぐったり……。でも、続けているうち出血がなくなり、痛みも我慢できるほどに減りました。

　治療の成果か、1ヵ月に2度ほど、喉の奥から黄色の固形物が出て来ていましたが、それも出なくなった現在は、リウマチを忘れてしま

うほど、痛みはありません。

　一番リウマチが酷い時と今を比べると、多くの変化がありました。

◎膝の痛みがあり、膝を曲げたり、体重をかけたりすると、激痛が
　走っていた。また、足の裏の骨の変形や痛みのため、一歩一歩、
　ゆっくりでないと歩けなかった
→階段を普通に降りられるようになった
→しゃがんだり、立ち上がったりが難なくできるようになった
→普通にスタスタ歩けるようになった

◎指の関節が痛くて、包丁を握ることや、指を曲げて力を入れること
　ができなかった
→包丁で切ることが難なくできるようになった
→ピアノの鍵盤やパソコンのキーボードを普通に叩けるようになった
→文字を書くのが苦痛でなくなった

◎手首の痛みが酷く、四つん這いになったり、手をつくことができな
　かった
　→ホットヨガを始めることができた

◎リウマチは痛みもさることながら、身体のだるさもひどく、出かけ
　ても辛くて途中で電車を降りることが度々あった
→だるさがなくなったので、出かけることを躊躇しなくなった

136

第 7 章　実際の EAT 治療症例について

また、あいうべ体操やマウステーピングのおかげか、寝ている時の口呼吸がなくなりました。

今、思いついたことは以上です。

7）手越信二さん（仮名）53歳男性：「新型コロナウイルス感染症後遺症による休職から職場復帰に至った」

8ヵ月前に新型コロナウイルス感染症に罹患し、後遺症としての倦怠感やブレインフォグのため、仕事ができませんでした。新型コロナ後遺症外来を行っている内科で投薬など受け、近くの耳鼻咽喉科で58回 EAT を受けていました。1ヵ月前にはいったん復職したものの、ブレインフォグで再び休職。症状が改善しないため当院を受診されました。

初診時、上咽頭粘膜は前医での EAT による経時的白色化現象が見られていましたが、上方から上側方に肉芽を伴う粘膜の腫脹がありました。当院の初診時に、内視鏡下 EAT を行った直後に、「視野が明るくなった」とおっしゃっていました。また倦怠感やブレインフォグの改善を目的に、INSPGS も併せて行いました。症状は徐々に改善して、経過中「思考力が戻ってきた」、「テレビを観られるようになった」、「体の痛みが取れて、食事もとれるようになってきた」、「パソコン作業や、本を読むことができる、まぶしさや倦怠感もなくなった」などと話しておられました。

137

当院で治療開始8ヵ月後には、1日おきの短時間勤務という条件で職場へ復帰されました。さらに、その4ヵ月後には業務を多少減らしてもらいながらも、通常勤務へと復職されました。

　この患者さんは、通院の際にはたいてい奥様が同行されていました。通院されていた内科の新型コロナウイルス後遺症外来での的確な生活指導や投薬と、EATによる治療効果もあったと思われますが、ご家族の献身的な介護や、職場に新型コロナウイルス感染症後遺症に対する理解のあったことが、重症の後遺症症状から改善された要因になっていると思われました。当院初診時と最新（当院でEATの開始後11ヵ月後）の内視鏡所見を載せておきます（図7-4）。とくに、上方から

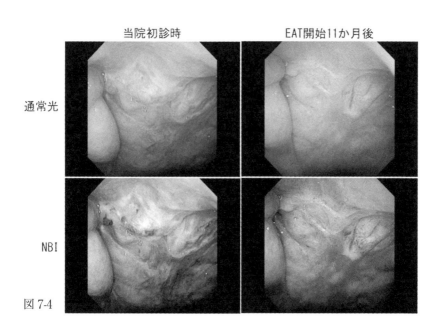

図7-4

第 7 章　実際の EAT 治療症例について

上側方の肉芽を伴った腫脹が改善していることがわかります。

患者様の声

コロナ感染後、強い後遺症を発症。回復後、一度職場復帰しましたが、2 日で再発し休職していました。そこで大野先生の EAT 治療を受け始めました。

初回で視界が明るくなり、「これは！」と根気よく続けることにしました。つらかったことは、治療後の痛みです。私の場合は、治療後に眠気も出ました。帰宅後は数時間眠っていました。

しかし、3 ～ 4 ヵ月もすると、治療後の痛みの減少とともに、身体の変化を実感するようになりました。酷かった倦怠感、頭のもやもや、身体の痛みやしびれが緩和されてきたのです。「調子がよくなってきたのかな!?」と感じ始めました。

その後も EAT を継続し、咳、不眠、身体の痛み、疲労感が緩和されていきました。

職場復帰訓練もクリアし、無事に職場復帰を果たすことができました。

職場復帰後も、月に 2 ～ 4 回は EAT を継続しています。

私の場合、EAT を受けたほうが仕事や日常の疲労回復が早いように感じるからです。

■睡眠の質の向上・・・両鼻から呼吸ができる、口呼吸がなくなった

■精神的な安定・・・頭がすっきりし、集中力が増し、仕事や生活の課題解決を、落ち着いて早くできるようになった

当面は、EAT を継続していくつもりでいます。

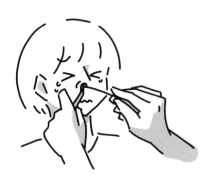

第8章　EATを受けられるに
あたって

EATを受けられるにあたって

EAT(イート)は喉の処置になるため、一般的には耳鼻咽喉科で行われます。しかし残念ながら、現時点ではEATを積極的に行っている耳鼻咽喉科は限られています。堀田修先生が理事長をされている日本病巣疾患研究会のホームページなどから、EATを行っている医療機関の一覧を調べる方法もあります（下のQRコード参照）。

ただ、EATの手技に関してはまだ統一されておらず、各施設間で相違のあるのが現状です。本書の中で示してきたとおり、EATによる治療効果を十分発揮させるためには、上咽頭粘膜全体にわたりしっかりとした擦過（こすること）が必要であり、その際には強い痛みを伴い、炎症のある患者さんでは出血が見られます。「EATをしてもらったが、それほど痛くなくて出血もなかった」場合は、擦過の程度が不十分なのかもしれません。逆に、ただ暴力的に強く痛くなるようにすればいいとも言い切れません。

手技としてのたとえとして、インフルエンザや新型コロナウイルス感染

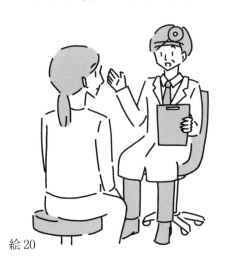

絵20

日本病巣疾患研究会
EAT 慢性上咽頭炎治療 医療機関一覧→

第8章　EATを受けられるにあたって

症の診断の際の抗原検査やPCR検査で、医療機関では綿棒を鼻から入れて上咽頭粘膜から検体を採取します。綿棒は水平方向に入れることで上咽頭に達するわけですが、よく見られるのは鼻の形に添って上のほうに向かって綿棒を入れているシーンです。そして患者さんからの話では、あるお医者さんは「痛いほうがいいんだ！」と言いながら検査をしていたといいます。正しく上咽頭から検体を採るためには、鼻の底面（鼻腔底）に沿って、地面と水平方向に綿棒を進める必要があります。上のほうに向かって綿棒を入れると、鼻腔内の粘膜をこするので痛いだけではなく、的確な検体採取ができていない可能性があり、場合によっては偽陰性（本当は陽性なのに陰性の結果が出てしまうこと）となってしまうかもしれません。

　耳鼻咽喉科医である私は、インフルエンザや新型コロナウイルス感染症の検体採取の際には鼻鏡を使って鼻の入り口を広げ、実際に光を入れて鼻中隔（鼻の真ん中の仕切り）と下鼻甲介（鼻の中にぶら下がる粘膜）の間を見ながら綿棒を進めて、上咽頭から検体を取ります。ですから、検査の時の痛みは少ないはずですし、確実に検体を採ることができます。鼻からのEATを行う際にも、綿棒を挿入する際には鼻腔粘膜をなるべく刺激しないよう、スーッと通過させて上咽頭まで進め、それから上咽頭粘膜を擦過していきます。ということで、EATもただ痛くなるように処置すればいいわけではありません。

143

冒頭の「EATの手技について」という項目でも触れたとおり、綿棒を上咽頭まで進めても、綿棒先端を上下左右に向けてこすらないと上咽頭粘膜全体の擦過は不十分になります。望ましいのは、内視鏡下にEATを行うことであり、これによって擦過すべき部分の処置不足を防ぎ、上咽頭粘膜全体にわたって十分な擦過を行うことが期待されます。ただ、現実問題として鼻咽腔内視鏡は保険点数が600点（1点は10円なので6,000円）と高く、毎回内視鏡下EATを行っていくのは保険点数や保険請求、機械の準備の点も含めて難しくなります。

　そこで内視鏡を使わない、いわゆる盲目的EATも行うことになりますが、その際にも上咽頭粘膜への処置不足のないよう、綿棒の先端を上下左右に向けて擦過したり、少し先端を曲げた鼻綿棒も用いて擦過したりするなどの手技が必要になります。

　そして私が重要と考えているのは、慢性上咽頭炎と診断して、例えばEATを10回程度行った後には、**治療効果判定のための内視鏡検査を行って、EATによる治療効果が出ているか、また処置不足がないかなどを詳細に観察することです。**

　第7章の症例提示でも示したとおり、他院でEATを受けたにもかかわらず、残念ながら病状があまり改善しなかった方が、当院での処置で改善する例も見受けることがあります。EATは、耳鼻咽喉科医であれば比較的容易に処置できる手技ではありますが、多少のコツや熟練も必要です。慢性上咽頭

144

第8章　EATを受けられるにあたって

炎の患者様には、的確なEATを受けてもらいたいと思いますし、EATを行う我々医師も、十分なEATの手技を身につけて、患者さんのお力になれるように努力していく必要があります。

1. EATの治療回数や頻度について

　EATは、慢性上咽頭炎に行われる治療です。「慢性」と名がつくように、慢性的な経過をたどってきているので、1回や2回で完治するようなことはありません。ただ、EATが効果的である場合は、4-5回程度の処置を受けたころから、症状の改善が実感できるかもしれません。当院では、原則としてEATを10回を行った後に、再度内視鏡検査をして上咽頭粘膜の炎症が改善しているかを判定し、同時に自覚症状の改善についてアンケートなどで確認をしています。

　次にEATの頻度ですが、まずは週に1-2回の処置をお勧めしています。最も原法である堀口先生は、患者さんを入院させて連日EATを行っていたとされています。要するに、毎日行ってもいいという治療法なので、患者さんには不定期で都合のいい日に受診するようお話ししています。

　EATを10回行って、症状がある程度改善している場合でも、少し間隔をあけながら、例えば月に2-3回程度の頻度にしてEATの継続を促しています。当院では、さらに10回ずつEATを施行していく度に、内視鏡による評価を行ってい

145

ます。10回後よりも20回後のほうが、内視鏡所見、自覚症状とも良くなっている患者さんが多く見られます。病状が安定したら、月に1回程度のEATの継続をお勧めしています。後述しますが、症状が良くなってEATを中断された患者さんの中には、数ヵ月から半年ぐらいして、再び増悪して再受診される方がいらっしゃるからです。良くなった病状を維持する目的で、月に1回程度の処置継続をお勧めしているわけですが、なかには完治状態として処置を中止しても、そのまま治る方もいらっしゃるかと思います。逆に、「月に1度のEATでは症状が維持できない」として、もう少し高い頻度での通院を希望される方もいらっしゃいます。患者さんの病状は一様ではないので、ある程度、臨機応変な対応でもいいのではないかと考えています。

2．EATを受けた当初は一時的に症状が増悪することがある

EATは、もともと炎症のある上咽頭粘膜を強く擦過する方法であるため刺激が強く、とくに処置を開始した当初は、病状が一時的に悪くなることがあります。例えば、微熱が主訴で治療を始めた場合は、初回のEAT後に高熱が出たり、掌蹠膿疱症などの皮疹が主訴の場合は、EAT開始当初に皮疹がむしろ増悪することがあります。この現象は、むしろ今後の治療効果が期待できる反応としてみています。病状の原因が

146

第8章　EATを受けられるにあたって

慢性上咽頭炎である場合、その部分を擦過することによる機械的刺激や、擦過による病的細胞からの分泌物（サイトカイン）が放出されて全身をめぐることにより、一時的に症状が悪化するためです。この場合はEATをさらに繰り返すことによって上咽頭の炎症が改善していけば、病状は改善していくことが期待されます。EAT開始当初に病状がむしろ悪くなったという訴えのあった場合には、このことを説明して治療の継続を促します。患者さん自身も、自己判断で治療を中止することのないようにしていただきたく思います。

3.　症状によってEATの効果が出るまでの期間に差がある

EATの回数が1-2回では、効果が現れにくいということを示しましたが、実は症状によって改善に要するEATの回数に差があるとされています。手元の資料から、症状の改善に要するEATの回数についてお示しいたします。

①速効性のあるもの（初回のEATで効果が実感できるもの）
　頭痛・目のかすみ・羞明（まぶしく感じること）・首こり・鼻づまり・吃逆など

②比較的速効性（EAT 10回以内で効果のでるもの）
　不眠・倦怠感／疲労感・ブレインフォグ・浮動性めまい・

147

咽頭痛・過敏性腸症候群・微熱・嗄声など

③比較的遅効性（EAT 30 回以内ぐらいかかるもの）
咳喘息・慢性痰・咽頭違和感・パニック障害など

④遅効性（EAT 30 回以上を要するもの）
後鼻漏

　本書「患者様の声」の中で、新型コロナウイルス後遺症で
あった方は、初回の EAT 直後に「視界が明るくなった」と
おっしゃっていました。初回の EAT を行って、次に受診さ
れたときに、「肩こりが楽になった」、とおっしゃる方なども
いて、症状によっては速効性のものもあります。一方で、こ
の資料からお示しした、比較的遅効性である慢性痰、咽頭違
和感のほか、遅効性とされている後鼻漏も、私の経験では10
回の EAT でおおよそ8割以上の方で症状の改善をみていま
す。ひとつの参考としてご覧いただければと思います。

4. EAT を行った後の治療方針について

　1. の項でもお示ししたとおり、当院では 10 回の EAT を
一つの区切りとしていますが、それで治療が終了するわけで
はありません。EAT 10 回終了時点で症状の改善がなくても、
さらに続ければ改善する見込みがありそうな場合は、継続を

お勧めします。症状が改善傾向にある方には、EAT を継続することでさらに症状の改善が期待できるので、引き続き処置の継続とその後の評価を行っています。症状がある程度改善された方は処置の頻度を減らしていき、いい状態が維持できそうであれば、月に 1 度の処置でも可としています。

　いったん処置を中断されてから、症状が再増悪して来院される方も少なくありません。その場合は EAT の再開により、同程度の効果は期待されるので、処置を再開します。同様に症状が落ち着けば月に 1 度程度の処置を行っていますが、症状の改善により来院されなくなる患者さんも多くいらっしゃいます。何か別の疾患などで、後日になって再来院した際に見てみると、慢性上咽頭炎がほぼ治癒状態に保たれている方もいらっしゃいます。ですから、EAT で治癒した場合、そのまま EAT を行わなくても大丈夫なこともあると考えています。

　しかし、感冒などの急性炎症や、最近では上咽頭でウイルスが増殖する新型コロナウイルス感染症に罹患した場合には、上咽頭の炎症が再燃（再び悪くなること）することもあるので、注意が必要になるかと思います。

5. EAT の有効性は 100％ではない点について

　前述したように、慢性上咽頭炎として EAT を行った場合、おおよそ 8 割以上の患者さんの症状が改善することがわかっ

149

ています。治療の有効率が８割以上ということは、治療法としては決して悪くないと思います。けれども逆に考えると、２割弱の患者さんの症状は改善しないということになります。内視鏡を使った上咽頭粘膜の炎症所見の重症度も８割程度の改善率ですが、２割程度の患者さんは改善をみないことになります。人の体はそれぞれの個体によって異なるので、一律によくなるというわけではありません。自覚している不調に対して、EATでの改善を期待されても、なかにはよくならないこともあります。とくに、慢性上咽頭炎では自律神経の乱れによる不調を生じますが、その症状は多彩です。例えば原因不明とされてきた倦怠感や不眠、めまい、肩こりなどかもしれません。これらの症状が、本当に慢性上咽頭炎だけで説明できるのか、他の疾患などが潜んでいないかなどを、よく見極める必要があります。もしEATを10回以上行っても症状の改善が見られない場合、EATを継続するべきなのか、または違う方面からの検査や治療が必要なのかを再考すべきです。

　一部の情報では、例えばEATがスギ花粉症にも有効だという話もあります。しかしこれなどは過剰な情報としか思えません。当院にも、シーズンにはスギ花粉症の患者さんが数多く来院されますが、その治療の基本はEATではなく、抗アレルギー剤とステロイド点鼻の使用など、アレルギー性鼻炎に対する標準的な投薬治療になります。

　EATはIgA腎症にも有効とされていますが、IgA腎症その

第 8 章　EAT を受けられるにあたって

ものを EAT だけで治癒に至らせることは困難です。標準的
な治療とされている、扁桃摘出術＋ステロイド投与などを受
けても改善しない症例の中で、慢性上咽頭炎という病変が悪
さをしている場合に、EAT で改善するケースがあることにな
ります。

　「EAT を開発された堀口先生が、『万病に効く』という情
報を出されたことが、むしろ EAT が衰退する要因のひとつ
になった」と、当時を知る先生から伺ったことがあります。
EAT は、さまざまな症状や疾患に効果が期待できることは
確かですが、「万病に効く」わけではありません。ですから、
EAT に過剰な期待を持つのではなく、必要な検査や治療があ
るのであれば、まずは冷静になり、第一選択とされている治
療を受けられるべきであると考えます。

　一方で、EAT が効果を示さない慢性上咽頭炎症例の中には、
上咽頭粘膜そのものに原因のあることもあります。上咽頭に
はアデノイドとも呼ばれるリンパ組織が存在します。アデノ
イドの存在に関しては個人差が非常に大きく、ほとんど認め
られなくて平らな上咽頭粘膜だけの方もいれば、モコモコし
たアデノイドの組織に覆われた方もいらっしゃいます。この
**アデノイドを含む粘膜の腫脹が強い症例では、EAT の効果が
出にくい**ことがあります。症例によっては、EAT によりリン
パ組織が縮小して、発赤や後鼻漏などの所見も改善していく
ことがありますが、逆に何回 EAT を行っても腫脹が縮小せ
ず、炎症所見や自覚症状も改善しないことがあります。こう

151

いった症例の場合、例えば一部の施設で行われている、腫れたリンパ組織（アデノイド）自体を切除したり鉗除（専用の器具でかじり取るように除去すること）を行ってもらったりする必要があるかもしれません。

6. EATの費用について

　最後に、EATを受けるにはどれぐらい費用がかかるかについて触れます。EAT（上咽頭擦過療法）としての保険点数はないため、東京都では「咽頭処置」で算定（請求）するよう言われています。咽頭処置は16点（1点は10円なので160円）と非常に低い点数の処置です。当院ではEAT後に鼻からのネブライザー（12点）を行っており、薬液を含めると30点です。初診時には、内視鏡検査（600点）をしてからEATとネブライザーを行い、上咽頭洗浄用の生理食塩水（自費）を買ってもらっているので、現時点で当院の初診時の窓口負担は、3割負担で初診料（291点）を含めて943点＋生理食塩水代300円の合計3,130円になっています。2回目以降の再診時は、再診料（76点）＋咽頭処置（16点）＋ネブライザー（30点）の合計122点になるので、3割負担で370円です。EAT後の評価時に内視鏡検査を行うときは、この370円に内視鏡検査（600点）が加わるので2,170円ほどかかりますが、2回目以降の処置のみの通院時には500円もかからない**非常に「安価」な治療**になります。これが、耳鼻咽喉科医の

第 8 章　EAT を受けられるにあたって

間で EAT が普及しない要因にもなっているようです。現在
私も委員として活動している上咽頭擦過療法検討委員会では、
内視鏡下 EAT の保険点数収載を目指していますが、まだま
だ EAT が普及していない現時点において、EAT 単独の保険
点数が設定されるのは難しい状況です。

　なお、ここに示した金額は、各施設によってさまざまな加
算がついたりつかなかったりするので一律ではないことをご
了解ください。地域によって算定方法の解釈が多少異なりま
すので、施設によってはもう少し点数の高い「扁桃処置（40
点）」や他の処置点数を組み合わせているところもあるようで
すし、自費で行っているところもありますので、かかられる
医療機関でご確認いただければと思います。

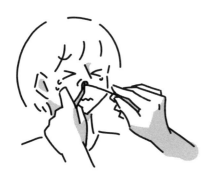

参考文献

参考文献リスト

1. 堀田修：病巣疾患としての慢性上咽頭炎の意義　口腔・咽頭科 23(1), 2010
2. 堀口申作：堀口申作のＢスポット療法（復刻版）　新潮社　2018
3. 堀口申作：内科医のための鼻咽腔炎　金原出版　1978
4. 大野裕裕、國弘幸伸：上咽頭炎に対する局所療法の治療効果　耳鼻咽喉科展望 42(1), 1999
5. 堀田修：病気が治る鼻うがい健康法　KADOKAWA 2011
6. 田中亜矢樹：慢性上咽頭炎における帯域制限光内視鏡診断と内視鏡下上咽頭擦過療法　口腔・咽頭科 31(1), 2018
7. Tanaka A：The Efficacy of Intranasal Sphenopalatine Ganglion Stimulation (INSPGS) in Long COVID, and its Possible Mechanisms. Scholarly J Otolaryngology, Vol.8-2, 2022
8. 大野芳裕：慢性上咽頭炎の重症度分類と上咽頭擦過療法の有効性　口腔・咽頭科　34(2), 2021
9. 大野芳裕：上咽頭擦過療法検討委員会の評価法による慢性上咽頭炎治療成績の検討　口腔・咽頭科 35(2)，2022
10. 堀田修、永野千代子：慢性上咽頭炎の関連が示唆される多彩な病態と上咽頭擦過療法に関する考察　口腔・咽頭科　31(1), 2018
11. 楠山敏行、池田俊也、中川秀樹、沢田亜弓、木村晋太：歌唱者における上咽頭炎による音声障害　音声言語医学 58(4), 2017
12. 萩野仁志：謎の「耳づまり病」を自分で治す本　マキノ出版　2018

おわりに

　本書でも書いてきたとおり、近年になって慢性上咽頭炎に対するEATの話題が再興し、徐々にEATを行う医療機関も増えつつありますが、私はそれ以前からEATを行ってきました。堀田修先生がEATを広めるために活動をしている日本病巣疾患研究会を理事長として立ち上げ、同会の副理事長をされている田中亜矢樹先生が、EATの手技や内視鏡所見の評価についての知見を明らかにされました。そういった動きに大きな影響を受け、私もさらに慢性上咽頭炎症例のEATによる治療成績を新たに検討し直し、EATの手技も改善してきました。

　これまで、その検討結果などを学会や研究会、論文という形で発表をしてきました。論文中には、慢性上咽頭炎はありふれた疾患であること、この疾患によって生じているさまざまな症状の改善が、EATにより期待できることを強調してきました。けれども、これらは学術に伴う発表で、医師等への専門職向けになります。一方で堀田先生は、数多くの一般向けの書籍等を執筆されています。堀田先生は、慢性上咽頭炎という疾患のことやその原因、さまざま症状を引き起こすメカニズム、セルフケアなどについて幅広く解説されていますので、私が新たな知見をお伝えする点は限られています。

　ただ堀田修先生は腎臓内科医ですので、耳鼻咽喉科の専門医の視点として別の方向からお伝えできることもあるのでは

ないかと思い立ちました。とくに慢性上咽頭炎の内視鏡所見については、一般向けの書籍で詳しく解説されたものはなかったと思われますので、やや専門的とはなりますが多くの内視鏡所見を紹介させていただきました。EAT による内視鏡所見の変化については、実際の症例の治療前後の写真を多く載せてみました。

　慢性上咽頭炎の患者さんに対しては、現在でも上咽頭の内視鏡所見の保存と治療効果のアンケートを行っています。今回本書の執筆にあたり、これまでの患者さんの経過を振り返るたいへんいい機会となりました。実際に経過やアンケートの結果を見てみると、症状の良くなられた患者さんが大勢いらっしゃることが再認識されました。また「患者様の声」として、EAT を受けられた一部の患者さんにご意見・ご感想を書いていただくようお願いしたところ、快く引き受けていただきました。「患者様の声」をお寄せいただいた方々のご意見・ご感想は本書の中で紹介することができました。ご協力いただきました患者様方に感謝申し上げます。

　本書の出版にあたっては、同じく EAT に取り組んでおられてすでに自書を執筆なさっている萩野仁志先生に相談して、萩野先生の書籍出版にあたられた小川潤二様をご紹介いただき、このように本書出版に至りました。この場をお借りして、萩野先生に御礼を申し上げます。

2025 年 3 月　　　　　　　　　　　　　　　　大野芳裕

大野　芳裕（おおの　よしひろ）

1964 年東京都生まれ。

1988 年杏林大学医学部卒業、同年慶應義塾大学医学部耳鼻咽喉科学
教室入局、同大学関連病院出張を経て、1995 年公立福生病院、2001
年防衛医科大学校、2002 年杏林大学医学部、2005 年同大学講師（い
ずれも耳鼻咽喉科）。2007 年に大野耳鼻咽喉科を開業、現在に至る。
日本耳鼻咽喉科頭頸部外科学会専門医、日本気管食道科学会専門医。
日本口腔・咽頭科学会上咽頭擦過療法検討委員会委員。医学博士。

絵／大野奈津子

改善率 85.7% の耳鼻科医が書いた 慢性上咽頭炎をよくする EAT の本

2025 年 4 月 18 日　　第 1 版第 1 刷発行	著　者　大　野　芳　裕
	©2025 Yoshihiro Ohno
	発行者　高　橋　　考
	発行所　三　和　書　籍

〒 112-0013 東京都文京区音羽 2 - 2 - 2
TEL 03-5395-4630　FAX 03-5395-4632
info@sanwa-co.com
https://www.sanwa-co.com
印刷／製本・中央精版印刷株式会社

乱丁、落丁本はお取り替えいたします。価格はカバーに表示してあります。
ISBN 978-4-86251-598-8　C0077

三和書籍の好評図書
Sanwa co.,Ltd.

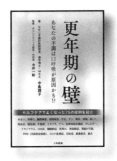

更年期の壁

中島潤子 著　46判　並製
定価：本体 1,800 円＋税
　●あなたの不調は口呼吸が原因かも!? 本書では、「更年期障害」のもう一つの原因・「口呼吸障害」のセルフケアを紹介。

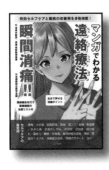

瞬間消痛 !!
マンガでわかる遠絡療法

日本遠絡統合医学会 著　A5判　並製
定価：本体 1,800 円＋税
　●難治の痛みや不快症状に高い効果を示すと話題の「遠絡療法」のしくみをマンガで紹介。セルフケアも多数公開。

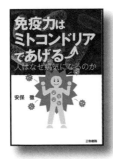

免疫力はミトコンドリアであげる

安保　徹 著　46判　並製
定価：本体 1,600 円＋税
　●人間の体の仕組みを知り、バランスの良い生活を心がけることでミトコンドリア系と解糖系が整い、病気にならない生き方を実践してゆくことができる。

三和書籍の好評図書
Sanwa co.,Ltd.

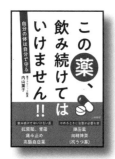

この薬、飲み続けてはいけません‼

内山葉子 著　　46判　並製
定価：本体 1,800 円＋税
　●自分の体は自分で守る！薬の中には、必要な一時期だけ飲むのはいいが、漫然と飲み続けると体によくないものがある！

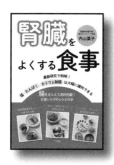

腎臓をよくする食事

内山葉子 著　　A5判　並製
定価：本体 1,800 円＋税
　●腸をきたえて透析回避！計算いらずのレシピつき！塩、たんぱく、カリウム制限は大幅に緩和できると最新研究で判明！

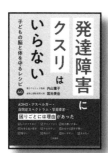

発達障害にクスリはいらない

内山葉子・国光美佳著　　A5判　並製
定価：本体 1,800 円＋税
　●子どもの脳と体を守るレシピ40
子どもの困りごとには理由があった。脳と腸の炎症を抑える食事法を紹介。